MANUEL

DES

BAINS DE MER.

A MONSIEUR

LE COMTE DE VILLENEUVE,

Conseiller d'État,

Préfet du département des Bouches-du-Rhône, Commandeur de l'ordre royal de la Légion d'Honneur, Chevalier des ordres royaux de Charles III d'Espagne, et Constantinien des Deux-Siciles.

Monsieur le Comte,

Si par les progrès rapides de sa civilisation, l'homme social éprouve chaque jour une altération plus ou moins sensible dans son organisation physique, la nature toujours bienfaisante lui offre dans les bains de mer, un moyen puissant pour arrêter cette funeste dégénérescence. Marseille, si favorisée par son beau ciel, son climat et son site maritime, croit aujourd'hui pouvoir aspirer à devenir l'heureuse rivale de Dieppe, de Boulogne et de Brighton. La protection éclairée que vous avez bien voulu accorder, Monsieur le Comte, aux bains de mer qui viennent d'être établis sur notre littoral, est un gage certain de leur future prospérité; elle ne pourra qu'augmenter

les bienfaits qui signalent depuis
long-temps votre administration
paternelle, et dont le souvenir
ne fera qu'exciter de plus en
plus la reconnaissance d'un
département auquel vous avez
toujours porté un si vif intérêt
pour assurer son bonheur.

J'ai l'honneur d'être,
avec le plus profond respect,

Monsieur le Comte,

Votre très-humble
et très-obéissant Serviteur,

Robert.

Marseille, le 1er Juillet 1827.

INTRODUCTION.

Un séjour de vingt ans à Marseille ; la chaire d'hygiène navale et des maladies des gens de mer, que j'occupe à l'École secondaire de Médecine de cette ville, depuis 1821 ; et les divers ouvrages que j'ai déjà publiés, ou que je prépare encore sur les Eaux minérales de la Provence, n'ont pu sans doute que m'engager à faire de nouvelles recherches sur les propriétés hygiéniques et médicinales de l'Eau et des

Bains de Mer. Le Manuel que j'offre aujourd'hui aux médecins et aux gens du monde, est le fruit de longues études et de mes observations. Un grand nombre d'auteurs célèbres ont déjà écrit sur ces Bains; mais jusqu'à ces derniers temps, cette partie de la Thérapeutique a été très-négligée. C'est en Angleterre, en Allemagne et en Italie que ces établissemens ont été d'abord formés. La France ne pouvait compter jadis que ceux de Boulogne et de Dieppe, quoique très-imparfaits. Depuis quelques années, seulement, ces deux villes ne laissent plus rien à désirer en ce genre, même aux étrangers. Marseille et Cette viennent d'entrer dans la lice; la Ro-

chelle se glorifie à son tour des
Bains que S. A. R. Madame la Dau-
phine a daigné prendre sous son auguste protection. Espérons que ces
exemples ne seront point stériles
pour les autres villes maritimes.

Je dois payer ici un juste tribut
de reconnaissance et d'estime à mes
prédécesseurs. J'ai lu et médité leurs
ouvrages. En me guidant dans la
carrière que j'allais parcourir , j'ai
eu le rare bonheur de voir leurs
excellens préceptes confirmés par
mon expérience. Ainsi, morts ou vivans, je les compte tous au nombre
des médecins qui m'ont été le plus
éminemment utiles ; et mon ambition se borne à pouvoir obtenir un
jour, comme eux, pour récompense

de mes travaux , le doux surnom d'Ami de l'Humanité.

En signalant pour Marseille les avantages que cette ville retire de son climat et de son heureuse situation sur la Méditerranée, où la mer, exempte du flux et reflux , est pour l'ordinaire si calme et si propice aux baigneurs , je suis bien loin de vouloir jeter de la défaveur sur quelque point du nord de la France. Mais aurais-je pu oublier que la nature en assignant à chaque contrée du globe des productions différentes , n'a pu rendre entièrement semblable , sous le rapport médical, l'eau de la Baltique à celle de la Méditerranée. Un soleil, un ciel, une mer, un sol aussi beaux que ceux de la

Provence, sont des bienfaits dont un habitant du Midi doit être jaloux, et qu'il ne peut jamais se lasser de trop admirer. Sous une influence aussi vivifiante, quels principes chimiques, jusqu'ici inconnus, l'eau de la Méditerranée ne doit-elle pas contenir ? La découverte récente de l'iode ne nous en fait-elle pas pressentir bien d'autres plus importantes encore ?

Le rapprochement que j'ai cherché à établir entre l'action médicatrice des eaux minérales et celle de l'eau de la mer, m'a paru si naturel, que je ne conçois pas comment cette alliance de famille a pu échapper jusqu'ici aux auteurs qui ont écrit sur l'hydrographie médicale. Cette idée, aussi neuve dans son origine que simple dans son aperçu, peut devenir un jour féconde en grands résultats-pour nos villes maritimes; et nul doute que leur prospérité ne soit attachée sur ce point à l'adoption qu'en feront avec plus ou moins d'empressement les gens de l'art.

En consacrant l'usage de l'Eau et des Bains de Mer à un grand nombre de maladies qui jusqu'à présent n'avaient point été jugées en apparence être de son ressort, je n'ai fait qu'invoquer les bienfaits de l'analogie ; et je n'ai point débordé les champs de la Thérapeutique. Que dirait-on, d'ailleurs, d'un médecin qui se montrerait avare, en offrant des secours à l'humanité ?

Il est vrai qu'à l'époque où nous vivons, la haute société parisienne est entraînée vers les Bains de Mer par le torrent de la mode. Mais n'est-ce pas par des succès éclatans que les Pauvres ont indiqué les premiers aux Riches que la mer est une piscine ouverte à tous les maux des hommes, et qu'ils sont devenus ainsi leurs heureux précurseurs?

Enfin, le moment approche où l'expérience des siècles passés va se lier à celle des modernes ; et où l'on pourra bientôt répéter avec enthousiame, sur les côtes de l'Océan comme sur les bords de la Méditerranée : *Mare abluit omnia hominum mala*; aphorisme si consolant pour l'humanité souffrante et qui aurait été si digne d'être inscrit en lettres d'or sur les anciennesTablettes votives du temple d'Épidaure.

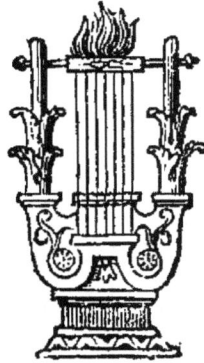

MANUEL

DES

BAINS DE MER

SUR

LE LITTORAL DE MARSEILLE.

CHAPITRE PREMIER.

ORIGINE ET ANCIENNETÉ DES BAINS DE MER.

—

Euripide annonçant aux Grecs, dans sa Tragédie d'Iphigénie en Tauride, que la mer lave et purifie les hommes de toutes leurs souillures, proclamait sans doute une vérité déjà connue des habitans de l'Attique, et que l'expérience des siècles avait encore sanctionnée. Tout

1

nous démontre, en effet, que l'origine
des Bains de Mer est contemporaine
des premiers âges de la nature, et que
c'est ensuite aux progrès de la navigation que la Médecine doit les connaissances ultérieures qu'elle a acquises sur
les avantages et les bienfaits d'un remède que la Providence a répandu avec
tant de profusion sur notre globe. Les
annales de l'histoire nous apprennent
d'ailleurs, que c'est par les voyages des
anciens Phéniciens que la civilisation
s'est successivement disséminée dans les
différentes parties du monde, et que ce
sont les habitans des régions maritimes
qui ont osé les premiers s'élancer sur le
vaste Océan, pour aller sur un autre
hémisphère à la recherche de terres
inconnues ; ce qui nous autorise, avec
raison, à conclure que le voisinage de
la mer et l'habitude de se baigner journellement dans ses eaux, ont donné dans
tous les temps aux hommes cette santé

robuste, cette mâle énergie et ce génie investigateur qui, en leur faisant braver tous les dangers, les ont audacieusement conduits dans les entreprises les plus lointaines et les plus périlleuses. La fable même, qui, sous le voile ingénieux de l'allégorie, nous cache si souvent dans la nuit sombre de l'antiquité, des vérités historiques si profondes, ne nous a-t-elle pas représenté Vénus sortant toute resplendissante de jeunesse et de beauté du vaste sein des ondes, comme pour nous faire comprendre que la mer est la piscine salutaire qui, dès l'origine des choses, a fécondé la nature, et présidé de siècle en siècle à la civilisation du genre humain.

En nous reportant à cette époque si reculée, nous voyons déjà Hippocrate recommander, avec ce génie profond qui le caractérise, l'usage de l'eau de mer. Aristote, Galien, Celse, Pline et les Médecins Arabes ont également préconisé

ses vertus. On connaît parmi les modernes tout ce qu'ont écrit sur le même sujet Vandhereyden , Floyer, Macquart,
Maret, Hufeland, Baldini, Raymond,
Buchan, Hallé, Nysten, Guigou, Boquis, Monoyer, Mourgué, Assegond, et
le professeur Delpech dont les travaux,
les recherches et les observations ont
tant ajouté à nos connaissances relativement à cette nouvelle branche de la
thérapeutique, qui a acquis depuis quelques années une si haute faveur, par les
deux voyages à Dieppe de S. A. R. l'Auguste Mère de notre jeune et immortel
HENRI.

Pour prouver enfin, par deux traits
d'histoire, tout le prix que l'on attachait
à Rome aux Bains de Mer, il suffit de
se rappeler, avec Suétone, qu'Antonius
Musa, devenu si célèbre pour avoir guéri
Auguste par le moyen de ces bains, reçut
l'anneau d'or des chevaliers, après avoir
vu ériger en son honneur une statue dans

le temple d'Esculape ; et que Néron fit conduire, à grands frais, l'eau de la mer dans la capitale du monde, pour qu'en ajoutant par un luxe jusqu'à lui inconnu plus de splendeur à son riche palais des Thermes, il pût donner une nouvelle idée de sa magnificence aux Romains.

La sœur de Rome et l'émule d'Athènes ne répudiera jamais l'antique succession de ces deux célèbres institutrices des peuples civilisés. La patrie des Pythéas et des Charmis saura toujours se rattacher à la chaîne de gloire qui lie les temps anciens aux temps modernes ; et l'art médical, éclairé par les lumières du siècle, ne permettra point que la seconde ville du royaume, si riche en souvenirs historiques, soit surpassée par d'autres villes d'un ordre inférieur, dans ses établissemens d'utilité privée et d'hygiène publique.

CHAPITRE II.

DE L'ATMOSPHÈRE MARITIME, ET DES CIRCONSTANCES QUI PEUVENT LA RENDRE UTILE OU NUISIBLE A LA SANTÉ.

L'ATMOSPHÈRE máritime d'une plage sèche et rocailleuse, comme celle de Marseille, jouit d'un degré de pureté dont elle est privée dans le voisinage des marais et des étangs. C'est d'après des observations de ce genre, que le célèbre Ingenhousz a constaté que l'air de la mer est le plus pur ; que celui de la côte en approche le plus ; et qu'enfin les maladies sont plus rares en pleine mer que près de terre. De là, la forte complexion, le regard animé et les belles couleurs de ceux qui habitent les côtes, et la longévité que l'on remarque à Gibraltar, dans quelques îles de l'Archipel et surtout à Malte.

Les navigateurs éprouvent encore chaque jour, que la chaleur est beaucoup plus tempérée en été et plus supportable sur la mer que dans l'intérieur des terres. L'évaporation continuelle qui a lieu à sa surface par l'influence du soleil ou par celle des vents, rafraîchit l'atmosphère en lui enlevant une certaine quantité de son calorique, la purifie en outre des corps étrangers dont elle pourrait être chargée, et la rend ainsi plus propre à la respiration. Mais comme l'air marin est plus oxigéné que l'air terrestre, qu'il est plus pur, plus vif et un peu salin même, il ne conviendrait point sans doute aux personnes qui auraient la poitrine délicate ou une phlegmasie aiguë du poumon, quoique au rapport de Buchan, il soit spécifique dans le catarre chronique de l'été, qui ne paraît dépendre, selon lui, que d'un relâchement de la membrane bronchique.

C'est une opinion généralement admise parmi les physiciens modernes, fondée sur l'autorité d'Hippocrate et de plusieurs savans, tels que Pline, Arbuthnot, Morogues, que l'air de la mer ne contient aucune particule saline. C'est là une erreur que je ne partage point, et que Mead, Felici et Buchan ont également combattue. Selon ce dernier, « le « vent qui vient de l'Océan apporte avec « lui un nombre de petites particules sali- « nes, qu'on peut aisément reconnaître « par le goût salin qui est sensible à la « langue, lorsqu'on l'applique sur la « surface des feuilles des plantes, même « à la distance de quelques lieues de la « côte, spécialement après un orage. » J'ai été plusieurs fois dans le cas de vérifier moi-même ce dernier fait. J'ai trouvé du sel cristallisé sur les feuilles des arbustes qui sont à la Montagne

Bourbon, à Marseille, à une hauteur de quarante toises au-dessus du niveau de la mer. J'ai également reconnu, après un grand vent, l'existence du sel sur les feuilles de quelques arbres fruitiers de mon jardin, quoiqu'il soit placé au centre de la ville, dans un lieu entouré de maisons et non exposé à l'action directe de l'air de la mer. A l'appui de la même opinion, on lit dans l'ouvrage du docteur Guigou, sur les Bains de Mer de Livourne : « Mais si le sol rocailleux et « sablonneux du voisinage de Livourne « est sain sous le rapport des Bains de « Mer, ces mêmes rochers sur lesquels « la mer en furie vient se briser dans les « coups de vent de *Lebeccio*, élèvent « une poussière d'eau marine qui s'épar- « pille dans l'air, dissémine les sels « qu'elle contient sur tout notre terri- « toire, et, soit par l'acide marin ou par « la soude qui s'en sépare, elle brûle « jusqu'à plus de dix milles dans l'inté-

« rieur des terres, nos arbres, nos vignes,
« et quelquefois les plantes céréales,
« l'espoir de nos cultivateurs. » Qu'opposer à des faits aussi concluans? Il n'y
a que deux moyens de les expliquer :
ou l'air marin contient des molécules
salines ou de l'acide hydrochlorique.
C'est un de ces deux corps, ou tous les
deux ensemble, si on admet toutefois
l'existence de ce dernier, qui rongent
les pierres des édifices qui sont placés
au voisinage de la mer, qui taillent en
biseau les branches des arbres qui
sont sur son bord, et qui donnent une
saveur particulière aux fruits, aux légumes et aux plantes qui croissent non loin
des côtes maritimes.

Les Bains d'air de mer ne peuvent
donc être utiles qu'aux tempéramens
lymphatiques, aux enfans scrofuleux qui
n'ont point encore la fièvre hectique, et
lorsqu'il y a faiblesse et débilité dans les
organes pulmonaire, absorbant et gastri-

que. C'est ainsi qu'à titre de moyen hygiénique et préservatif, on voit en Angleterre exemptes de tout rhume, les personnes pauvres qui passent leur vie sur le bord de la mer à ramasser des coquilles, ou qui sont employées dans les raffineries de sels.

La propriété qu'a l'eau de la mer d'absorber promptement l'acide carbonique, résidant exclusivement, à cause de sa pesanteur, dans les couches inférieures de l'air, nous explique pourquoi l'air maritime est ordinairement plus pur et plus salubre après une tempête, et comment le littoral de Marseille, si souvent battu par le vent du Nord, se trouve dans les conditions les plus favorables, pour démontrer par des expériences eudiométriques le plus haut degré de pureté de son air vital. C'est encore à la même cause éolienne que l'atmosphère doit l'expulsion de tous les miasmes qui par leur accumulation détruiraient la vie animale ainsi que sa densité et sa pesanteur, qui la rendent plus propre à entretenir l'acte de la respiration, comme on l'éprouve dans tout le Midi, après les tourmentes du fameux Mistral.

On peut aussi reconnaître avec le savant docteur Anglais que j'aurai si souvent à citer, que « l'Océan paraît être le grand « instrument qu'a choisi l'Auteur de la « nature pour régulariser la tempéra- « ture de l'univers, et rendre ses diffé- « rentes régions habitables par l'homme. « La transparence de l'atmosphère l'em- « pêche d'être échauffée par les rayons « solaires qui la traversent, les corps « opaques étant les seuls auxquels ils « puissent communiquer de la chaleur. « La chaleur de l'atmosphère émane « donc entièrement du globe. A une cer- « taine distance de la terre, qui varie sui- « vant les latitudes, on trouve une ré- « gion de glaces éternelles. »

Indépendamment des effets salubres

de la respiration journalière ou momen-
tanée de l'air de la mer , selon les circonstances , les voyages sur cet élément
sont très-utiles. Dans un grand nombre
de maladies où les viscères abdominaux
sont obstrués , comme dans l'hypocondrie et l'inappétence , les vomissemens
que le mal de mer provoque peuvent
détruire l'état de spasme ou d'irritation
commençante établie sur le poumon.
C'est dans ce but que Gilchrist avait
composé son ouvrage sur l'*Utilité des
Voyages sur Mer pour la cure de la consomption* , et que Reid , dans son Essai
sur la Phthisie pulmonaire , après avoir
cité un bel exemple des heureux résultats de la navigation , a voulu , en quelque sorte , en prolonger les bienfaits , en
conseillant des doses répétées d'ipéca-
cuanha à ceux qui étaient menacés ou atteints de cette maladie. On connaît, d'ailleurs, par l'histoire, que Cicéron dans sa
jeunesse fut guéri d'un crachement de

sang qui aurait pu devenir mortel, par les deux voyages qu'il fit dans la mer de la Grèce.

Les médecins peuvent conséquemment, par cet aperçu des propriétés hygiéniques de l'atmosphère maritime, juger toutes les ressources qu'ils peuvent retirer dans le plus grand nombre de maladies, hors la consomption pulmonaire, de l'habitation des côtes, et de l'usage des Bains d'air marin. Peut-être aussi n'est-ce pas à la nourriture seule du poisson que les pêcheurs doivent leur étonnante fécondité : et ne pourrait-on pas croire que l'atmosphère dans laquelle ils vivent produit sur eux le même effet que Martial attribue à la roquette, en disant :

Tardos ad Venerem excitat eruca maritos.

CHAPITRE III.

TOPOGRAPHIE MÉDICALE DU LITTORAL DE MARSEILLE.

—

Si le territoire de Marseille, pris du côté de l'Ouest, depuis la batterie de la Courbière, à la Madrague de l'Estaque, jusqu'au port de Courliou, embrasse un pourtour de 40,000 mètres, on peut dire que son littoral seul a plus de trois lieues d'étendue. Par un rare bienfait de la providence, un si grand espace n'offre qu'une côte rocailleuse, coupée par intervalle par des calangues couvertes d'un sable argenté, que bordent de riches vignobles et de belles maisons de campagne, ainsi que, de distance en distance, des poudingues qui forment en différens endroits de hautes falaises. Le bassin de Séon,

un des premiers points agricoles culti-
vés par les Phocéens, en est un des plus
beaux ornemens, et court à l'Est vers
la plage d'Aren, où se troūvent dans un
site si pittoresque Château-Vert et les
autres Kiosques gastronomiques si abon-
damment pourvus de délicieux *bouille-*
baisse et de piquans oursins. C'est là où
les étrangers peuvent jouir du spectacle
ravissant d'une mer qui n'ayant point
de bornes au midi, va se perdre dans
un immense horizon. Pour couronner
ce tableau on aperçoit, à deux lieues,
les îles de Château-d'If, de Pomègue
et de Ratonneau qui sortant du sein
des eaux, comme trois sentinelles avan-
cées, semblent désigner la vaste enceinte
du Lazaret, comme l'officine où s'élabore en silence, pour le bonheur de
l'humanité, le grand œuvre de la santé
publique. Enfin, les ruisseaux de Plom-
bière et des Aigalades, après avoir par-
couru des vallées qui fixent l'attention

par leurs belles prairies et leurs jardins, viennent isolément se jeter dans la mer, sur la même plage, à quelques pas de leur embouchure respective.

A la gauche d'Aren se trouve le faubourg nord de la ville, et l'entrée du port, signalée de loin aux navigateurs par la haute tour du fanal du fort St-Jean. En suivant la côte dans la même direction, on traverse cette entrée et l'on se dirige vers la superbe esplanade du Pharo, là où, en 1814, la garde nationale marseillaise donna à S. A. R. Monsieur, frère du Roi, une fête militaire qui ne laissa rien à désirer aux souvenirs des anciens Jeux Olympiques. En s'avançant vers le Roucas Blanc, on ne rencontre qu'une roche calcaire compacte qui court vers l'embouchure de l'Huveaune. Cette charmante rivière qu'un géographe consciencieux pourrait appeler fleuve, et que Mme de Sévigné a immortalisée par son séjour à Bel-Ombre, embellit cette riche contrée.

2

C'est là que commence la plaine sablonneuse de Montredon. Cette plage d'où l'on découvre la tour de Planier, et d'où l'œil se dirige par la pensée jusqu'aux confins de l'Afrique, offre à l'observateur un coup d'œil des plus enchantés. C'est sur cette plage où le roi Charles IV, durant son séjour à Marseille, allait tous les soirs avec son auguste famille respirer l'air de la mer. La nature y a distribué, dans différens bassins ou calangues, une eau aussi claire que le cristal, et un sable qu'on dirait velouté. En 1824, le Roi de Wurtemberg et plusieurs autres grands personnages s'y rendaient journellement pour prendre des bains de mer. En quittant cette plage, on ne trouve plus jusqu'au port de Courliou, limite du littoral de Marseille, qu'un roc sec, aride, et sans cesse rongé par la mer (1).

_____

(1) Tout ce littoral présente des postes de chasse pour les oiseaux qui traversent la mer et qui viennent s'y reposer, avant leur départ pour les

Les vents qui règnent en été sur cette
côte, sont la brise, ou vent de mer, qui
commence à souffler dès que le soleil
a passé le méridien. Ce vent rafraîchit
l'atmosphère, et les chaleurs qui, pour
l'ordinaire, y sont toujours moins fortes que dans l'intérieur des terres. Le
matin, un petit vent du nord amène une
fraîcheur agréable, et prépare le corps,
en le fortifiant, à supporter plus facilement la chaleur du jour ; il apporte de
plus les parfums des fleurs et des plantes
aromatiques qui couvrent les collines
environnantes. Le Mistral, qui souffle
quelquefois avec violence, est toujours

---

côtes d'Afrique, ou les îles du Levant, ainsi qu'à
leur retour. Les cailles et les palombes surtout y
abondent. Les autres petits oiseaux, qui vont sé-
journer en Sicile et dans les îles de l'Archipel, y
arrivent aussi par milliers de tous les points de la
France et de l'Allemagne, vers le milieu de
l'automne, pour s'y préparer à leur émigration.
C'est à cette époque que la chasse que leur font les
Marseillais est très-active.

rafraîchissant par sa nature, et il est même froid au cœur de l'été, lorsqu'il est combiné avec le vent du nord. Enfin, les vents du sud, du sud-est et du sud-ouest, toujours plus ou moins chargés d'humidité, rafraîchissent l'air, quoiqu'ils n'amènent pas bien souvent des pluies, parce que les trois mois les plus propices pour les Bains de Mer, juin, juillet et août, sont les mois de pleine sècheresse pour Marseille.

Les brouillards quelquefois si malsains dans les autres contrées, sont inconnus sur notre côte ; la neige n'y tombe que de cinq en cinq ans, et elle se fond très-promptement.

Les observations météorologiques prouvent qu'il ne tombe annuellement à Marseille que de dix-huit à dix-neuf pouces d'eau, et qu'il n'y pleut que 45 jours environ.

Le fluide électrique est très-abondant, et le feu Saint-Elme se voit assez souvent sur le mât des vaisseaux qui sont dans le port. L'intensité des forces magnétiques y est aussi plus grande qu'à Paris, mais le tonnerre y gronde moins fréquemment.

La plus grande élévation du baromètre a lieu en hiver, et sa station la plus constante en été, est de 28 pouces 1 ligne à 28 pouces 3 lignes.

Le froid le plus rigoureux, année commune, est pour Marseille de 3 à 4 degrés au-dessous de zéro, et la glace ne dure que quelques jours. Cependant, en 1820, époque où la mortalité des oliviers fut générale en Provence, comme en 1709, le thermomètre descendit dans la ville jusqu'à 9 degrés, et à 11 dans la campagne.

La chaleur ordinaire de l'été est depuis 22 jusqu'à 25 degrés, et dans l'espace de 20 ans, il n'a dépassé que deux fois 27 ½; et cette chaleur n'a pas duré deux jours.

Une température aussi bien ordonnée, ne donne aucune prise aux maladies épidémiques, autres que celles qui peuvent dépendre des vicissitudes atmosphériques, et qu'on rencontre sous tous les climats. Il n'est conséquemment aucun point de la France qui puisse offrir des résultats plus satisfaisans, sous le rapport des maladies locales, que notre littoral où l'on ne compte, dans toutes les saisons de l'année, qu'un malade sur 85 individus. Exposée au vent purificateur du nord, et ne recélant aucun marais, ni aucune eau stagnante, notre côte est encore assainie par la roche de pierre compacte calcaire dont elle est hérissée, ou par les bords sablonneux qui le rendent d'un accès si facile aux baigneurs.

Je devrais, sans doute, présenter ici aux Botanistes un tableau des plantes qui croissent sur le littoral de Marseille ; ils pourraient y faire une riche moisson : mais les bornes que je me suis prescrites, en composant ce Manuel, ne me permettent que d'en choisir un petit nombre des plus rares, parmi les onze cents espèces qui s'y trouvent dans une très-belle végétation , et dont l'origine de quelques-unes est attribuée à des semences apportées d'Afrique par le vent, ou par des oiseaux venus de cette contrée.

Agrostis melanosperma.
Alisma ranunculoides.
Allium moschatum.
  chamæ-moly
Anagallis tenella.
Anchusa undulata.
  tinctoria.
Andropogon hirsutum.
Anthemis maritima.
Anthericum liliago.
Anthyllis tetraphylla.
Anthirrinum cymbalaria.
Arabis Alpina.
Aristolochia pistolochia.
Asclepias vincetoxicum.
Aspalathus dorgonium
Asphodelus fistulosus.
Aster Tripolium.

Astragalus Massiliensis.
Atriplex littoralis.

      rosea.

Bellis annua.
Bryonia alba.
Bryum extinctorium.
Bunia erucago,
Buphtalmum maritimum.
Bupleurum glaucum.
Cakile maritima.
Campanula rotundifolia.

        rapunculus.

Camphorosma Monspeliaca.
Carlina lanata.
Carthamus canescens.
Centaurea intybacea.

        melitensis.

Chelidonium hybridum.
Chondrilla nudicaulis.
Cineraria maritima.
Cistus lavipes.
Clathrus cancellatus.
Clavaria pistillaris.
Colchicum montanum.
Convolvulus tricolor.

        soldanella.

Crepis aspera.

Crithmum maritimum.
Crucianella maritima.
Cytinus hypocistis.
Cytisus argenteus.
Daphne Tartonraira.
Daucus gemmifer.
Echinophora spinosa.
Erica multiflora.
Festuca calicina.
Frankenia hirsuta.
Garidella nigellastrum.
Geranium Robertianum.
   moschatum.
Globularia Alypum.
Hedysarum spinosissimum.
Hippocrydis unisiliquosa.
   multisiliquosa.
Hypecoum procumbens.
Hypochœris radicata.
Inula montana.
  saxatilis.
Iris pumila.
Juniperus Phœnicea.
Lagurus ovatus.
Laserpitium Gallicum.
Lavatera trimestris.
Leontodon bulbosum.
  tuberosum.

Linum stellatum.
Medicago marina.
   littoralis.
Mercurialis tomentosa.
Miscroscarpon Massiliense.
Myosotis aspula.
   lapula.
Narcissus Massiliensis.
Ononis reclinata.
Onopordum Illiricum.
Ophrys Myodes.
   Arachnites.
Orchis militaris.
   abortiva.
Orobauche ramosa.
Pancraticum maritimum.
Paronychia capitata.
Pimpinella saxifraga.
   dioica.
Pistacia Terebinthus.
   lentiscus.
Pisum ochrus.
Plantago holostea.
   armaria.
Polygonum maritimum.
Potentilla recta.
   verna.

Quercus coccifera.

Reseda alba.

Rhinantus trixago.

Rhus coriaria.

Rosa rubiginosa.

   pimpinellifolia.

   canina.

   sempervirens.

Rubia peregrina.

Rumex Bucephalophorus.

   acetosella.

Ruscus aculeatus.

Ruta hortensis.

   montana.

Salicornia fructicosa.

Salsola kali.

   fructicosa.

Saxifraga Tridactylides.

Scabiosa leucantha.

   stellata.

Schœnus nigricans.

   mucronatus.

Scilla autumnalis.

Scolopendrum sagittatum.

Scolymus hispanicus.

Sarzonera augustifolia.

Scrophularia canina.

Senecio crassifolius.

Sideritis romana.

Silene sedoides.

Sonchus maritimus.

Stachys maritima.

Statica echioides.

Tamarix gallica.

Tenerium pseudo-chamopitis.

    chamœdris.

Therium linophyllum.

Thalaspi saxatile.

Thymus zygis.

Tremella lichnoides.

Trifolium suffocatum.

   uniflorum.

Trigonella fœnum grœcum.

    Monspeliaca.

Triticum junceum.

Ulex europeus.

Urtica pilulifera.

Valantia muralis.

Les Ichtyologues auraient pu désirer,
enfin, d'avoir une note succincte des poissons qui vivent habituellement, ou qui
sont de passage dans le Golfe de Marseille ; mais ce travail serait ici superflu
et toujours incomplet. Cette famille in-
digène, aussi nombreuse que variée, est

depuis long-temps connue des auteurs, ce qui n'empêche pas néanmoins la pêche provençale de s'enrichir chaque jour davantage, puisque M. Béraud, savant naturaliste, doit en publier incessamment cent vingt-une espèces nouvelles, découvertes et recueillies par lui sur notre plage, ou dans les marchés de la ville.

Il est facile de voir d'après cette description topographique, que le littoral de Marseille réunit toutes les conditions de la plus grande salubrité et du site le plus pittoresque. Rien n'y peut vicier l'air, et tout y concourt pour charmer la vue. Si à ces avantages on ajoute l'influence d'un ciel aussi pur, d'un climat aussi beau, d'un soleil aussi radieux que ceux de la Provence, on ne pourra s'empêcher de reconnaître que Marseille a été et sera toujours pour les étrangers, et surtout pour les habitans du Nord, un lieu de prédestination pour les Bains de Mer.

———

CHAPITRE IV.

PROPRIÉTÉS PHYSIQUES ET ANALYSE DE
L'EAU DE LA MER SUR LA PLAGE DE
MARSEILLE.

Il était réservé, sans doute, aux
médecins modernes, d'après les progrès
actuels de l'histoire naturelle, progrès qui
font marcher la science à pas de géant,
de classer l'eau de mer au rang des
remèdes les plus actifs de l'économie
humaine. L'analyse chimique en nous
dévoilant sa véritable nature, nous a
conduit à la regarder comme une partie
essentielle du système de l'univers,
puisqu'elle concourt d'une manière si
merveilleuse à la production des grands
phénomènes météorologiques, et à l'en-
tretien de la vie de l'homme, des ani-

maux et des végétaux sur notre globe.

La couleur de l'eau de mer doit être placée, sans contredit, au premier rang de ses propriétés physiques; elle varie suivant la modification des rayons lumineux et la couleur des objets environnans qu'elle réfléchit. Ainsi elle est verdâtre vers le rivage, azurée en s'éloignant des terres, et d'un bleu foncé à une plus grande distance. Mais ces nuances ne tiennent point à la nature de l'eau, puisqu'elle est incolore, limpide comme le cristal, à quelqu'endroit qu'on la puise. La pureté du ciel, les nuages qui le couvrent, la profondeur de l'eau, son calme et son agitation, sont autant de causes qui modifient encore cette couleur.

L'eau de mer a une odeur *sui generis*. Puisée à la surface, elle est nauséabonde; ce qu'on attribue à la matière animale qu'elle tient en dissolution. Mais cette qualité se perd, en retirant l'eau d'une certaine profondeur; celle-ci se corrompt et se putréfie très - promptement, lorsqu'elle est en repos même en plein air ; la putréfaction est beaucoup plus prompte, si on la conserve dans une bouteille fermée ; elle laisse exhaler alors un gaz fétide qui peut frapper d'asphyxie ceux qui le respirent.

Sa saveur est salée, âcre, et d'une amertume très - prononcée ; elle n'est point la même sur toutes les latitudes, et elle varie du nord au midi, d'une manière très-marquée, suivant la plus ou moins grande quantité de sel qu'elle contient. On croit que c'est à l'hydrochlorate de magnésie qu'elle doit son amertume.

La salure de la mer n'est point dans le nord, la même que celle qu'on lui trouve dans le midi, vers les pôles et sous l'équateur. C'est ainsi qu'on estime que l'eau de la Baltique ne contient que deux gros de sel par livre ; tandis que sur les côtes d'Angleterre elle en contient une demi-once, dans la Méditerranée,

une once, et dans l'Océan atlantique sous
la ligne, environ deux onces. L'eau de
la surface est toujours moins salée que
celle qui est plus profonde, et la différence de cette dernière est d'un 8me.
La salure est aussi plus forte dans la
haute mer que sur les côtes ; mais le
voisinage des grands fleuves et des rivières la fait diminuer, de même que les
grandes pluies. Sur la plage d'Aren,
l'aréomètre de Baumé donne 3 degrés.

La pesanteur spécifique de l'eau de la
mer doit toujours varier, suivant la plus
ou moins grande quantité de sels qu'elle
tient en dissolution, et selon sa température ; elle est, en général, à celle de
l'eau distillée, dans le rapport de 1,0289
à 1,000.

La température de la mer ne varie
point comme celle de l'atmosphère, et
surtout elle n'est point refroidie, comme
cette dernière, par le Mistral. Sur nos
côtes elle s'élève, en juillet et en août,

de 16 à 19 degrés , toujours à peu près à 5 degrés au-dessous de la température de l'atmosphère , et en décembre et en janvier, à six degrés environ. Il faut qu'il arrive des froids extraordinaires, comme ceux de 1709 et 1820, pour voir la glace se former sur quelques points du littoral ou dans le port de Marseille ; mais la température moyenne est toujours de 10 degrés en hiver.

Si l'on trouve que la mer est plus chaude quelques semaines après le solstice d'été qu'avant cette période de l'année, c'est que la terre, plus propre à concentrer un plus grand degré de chaleur que l'eau, la cède aux eaux contiguës aux rivages , et augmente ainsi la température.

On attribue, le plus communément , la phosphorescence de la mer aux mollusques et aux zoophites mous ; mais elle est très-apparente sur notre côte et aux environs de nos madragues , dans le temps que les thons et les sardines y abondent, et durant la canicule, lorsque les méduses et différentes espèces de vers flottent à la surface des eaux. Les pays où cette phosphorescence existe, n'en reçoivent aucune atteinte, sous le rapport de leur salubrité.

Pour reconnaître l'existence du fluide électrique dans l'eau de la mer, il n'y a qu'à voir la lumière qui s'échappe du sillage des vaisseaux, ou qui jaillit des flots qui se brisent contre les rochers. C'est surtout dans les temps d'orage que ce phénomène est remarquable.

Enfin, pour faire connaître la nature chimique de l'eau de mer qui baigne notre plage, je vais consigner ici l'analyse qu'en vient de faire, sous mes yeux, mon neveu J. B. Robert, membre et secrétaire du Conseil de Salubrité du département des Bouches-du-Rhône, et médecin des Hospices des Orphelines et du Refuge.

Analyse chimique de l'eau de mer puisée aux Bains GIRAUDY DE BOUYON.

Cinq livres d'eau de mer, puisées le 16 mai 1827 , le ciel parfaitement serein, le thermomètre de Réaumur marquant 17 degrés au-dessus de zéro , ont été évaporées jusqu'à siccité dans un vase de porcelaine.

Elles ont donné un résidu salin pesant cinq onces trois gros et six grains.

Ce produit a d'abord été traité par deux livres d'alcool à 40° qui en ont dissous 12 gros.

En volatilisant en entier la liqueur alcoolique , nous avons obtenu un produit salin dont la dissolution dans l'eau a présenté les propriétés suivantes :

Elle est incolore, l'eau de chaux la trouble et en précipite la magnésie. L'oxolate d'ammoniaque et le nitrate de baryte y décèlent la présence du sulfate de chaux.

La partie inattaquable par l'alcool se dissout presque en entier dans douze fois son poids d'eau distillée froide.

Cette dissolution n'est pas louchie par l'eau de chaux, le muriate d'argent y occasionne un précipité extraordinairement abondant. L'oxolate

d'ammoniaque et le muriate de baryte la trou-
blent légèrement.

Enfin, ce que l'eau distillée n'a pu dissoudre,
se dissout en entier et avec effervescence dans
l'acide muriatique.

Ayant ensuite mêlé, d'après le procédé de
M. Balard, l'eau de la mer avec l'amidon et
l'acide sulfurique, nous avons versé par-dessus
une petite quantité de solution aqueuse de chlore.
Nous avons par ce moyen découvert des traces
d'iode, sans pouvoir en apprécier la quantité.

Il résulte de ces expériences que les cinq livres
d'eau de mer, prises à la plage d'Aren, contiennent :

	Onces.	Gros.	Grains.
Chlorure de Sodium.........	4	»	24
Sulfate de Magnésie........	»	5	15
Chlorure de Magnésium.....	»	4	16
Sulfate de Chaux...........	»	»	40
Carbonate de Chaux........	»	»	30
Carbonate de Magnésie......	»	»	20
Iode	traces.	»	»
Perte....................	»	»	6
TOTAL des Produits...	4	9	151

L'existence de l'iode, constatée par MM. Angélini et Cantu, dans différentes eaux salées ou minérales d'Italie ; par M. Boussingault, dans l'eau mère de la saline d'Antioquia, et par M. Balard, dans l'eau de la Méditerranée, nous explique aujourd'hui les grands succès obtenus de l'emploi des préparations iodurées dans les maladies lymphatiques, pour la guérison desquelles elles sont un si puissant spécifique, et à quel titre l'eau de la Méditerranée doit être préférée à celle des mers du Nord, où l'iode n'a pas été encore découvert.

On trouve de plus dans l'eau de mer une quantité indéterminée d'acide carbonique, et une matière animale extractive, dont l'existence a été mise hors de doute par les expériences de Deslandes et de Fourcroy.

CHAPITRE V.

DESCRIPTION DES BAINS VAILHEN ET GIRAUDY DE BOUYON, ÉTABLIS AUX PETITES-CROTTES ET SUR LA PLAGE D'AREN.

MARSEILLE, à raison de son beau ciel, de sa population, de son commerce et du grand nombre d'étrangers qui affluent chaque année dans ses murs, pour y jouir des douceurs de son climat, récla-mait depuis long-temps l'établissement de Bains de Mer. Des entreprises de ce genre y avaient été tentées à diverses époques ; mais le succès n'avait pas ré-pondu aux vues philanthropiques ni aux espérances de leurs auteurs, unique-ment, peut-être, parce que la mode n'avait pas encore introduit l'usage des Bains de Mer. La France pouvait à peine présenter quelques établissemens imparfaits : mais Dieppe et Boulogne ont enfin senti qu'elles étaient appelées à profiter de tous les avantages de leur site maritime, et leurs Bains ne laissent aujourd'hui plus rien à désirer aux Anglais, même sous le rapport de leurs fameux Bains de Brighton.

Par une impulsion semblable, l'antique Phocée a vu apparaître dans ses murs deux hommes qui, passionnés pour le bien public, n'ont épargné aucun sacrifice pour offrir à leurs concitoyens deux grands monumens de bienfaisance et d'utilité publique. Faire connaître ici ces établissemens, c'est signaler les noms de leurs auteurs à la reconnaissance publique et au souvenir de tous les gens de bien.

Bains Vailhen.

A peu de distance d'Aren, du côté de l'ouest, et au quartier des Petites-

Crottes, dans un bassin où l'eau de la mer est extrêmement limpide, M. Vailhen a fait construire à grands frais, il y a plusieurs années, un édifice composé de cinq pavillons, et destiné à des Bains publics. Chaque pavillon contient un bain élégamment décoré, et où le pavé et les murs sont recouverts de marbres et de stucs de différentes couleurs. A l'est de ces pavillons, on trouve un bassin de natation pour les enfans, et un grand bain établi sous une marquise. L'eau circule naturellement de l'ouest à l'est dans ces bains; le plus petit zéphir suffit pour opérer ce renouvellement, et les baigneurs sont mis à l'abri des tourmentes des équinoxes, par un mur méridional qui a une solidité remarquable.

A très-peu de distance du rivage, M. Vailhen a établi deux Bains chauds; et il a fait tailler dans le poudingue, à l'ouest de ses pavillons, un grand Bain de vague, abrité par une riche tente; il se

propose d'en établir encore plusieurs autres , de manière à offrir aux baigneurs
tous les avantages des flots ondulens ,
sans courir aucun des risques qui accompagnent si souvent les bains à la
lame ou en pleine mer.

Pour éviter tous les accidens d'une
mer subitement en courroux , chaque
baignoire est fermée par deux grilles , et
les enfans se trouvent ainsi à l'abri de
tout danger.

En sortant du bain , on peut aller
jouir du très-beau spectacle de la mer ,
dans un superbe belvédère , d'où l'on
découvre tout le golfe de Marseille ; ou
l'on va se reposer à la belle maison de
campagne qui est à peu de distance , et
qui est ombragée par un bosquet de pins
et par des allées de tamaris.

Les deux Sociétés de Médecine de
Marseille avaient fait , les 23 et 30 juin
1820 , un rapport très-favorable sur ces
Bains , et avaient payé un juste tribut

d'éloges à M. Vailhen , sur le zèle et la philanthropie qui l'avaient animé dans cette circonstance , et qui ne pouvaient que l'encourager à faire de nouveaux sacrifices pour se rendre de plus en plus utile à l'humanité.

Bains Giraudy de Bouyon.

A l'extrémité occidentale du jardin de Château-Vert , sur la plage d'Aren , la nature a formé deux vastes bassins , divisés par une digue qui a plus de deux cents mètres de long , et dont la pointe se prolonge en s'évasant fort avant dans la mer. Un local aussi propice pour des Bains de Mer , aussi rapproché de la ville et du port, ne pouvait échapper à la perspicacité d'un homme aussi actif que le docteur Giraudy de Bouyon. Aussi , après avoir obtenu du gouvernement toutes les concessions nécessaires , jeta-t-il les premières bases d'un établissement

que tout annonce devoir jouir bientôt
d'une grande célébrité : bassins de natation, bains de sable, bains à la lame,
bains à petites vagues, bains à vagues
plus fortes, bains à eau dormante, bains
chauds, douches froides et chaudes, tout
s'y trouve, en un mot, réuni pour l'utilité et le besoin des malades.

Un pavillon placé au centre de la
digue, également décoré, et couronné
d'une terrasse qui peut être considérée
comme le Panorama du golfe de Marseille, et où les baigneurs peuvent aller
prendre un bain d'air maritime, contient
un beau salon qui a vue par trois larges
croisées sur la pleine mer; deux petites
chambres de repos pour les personnes
qui auront pris des bains chauds ou des
douches; une petite cuisine chauffée à
la Rumfort, et le bureau d'inscription
et de recette. Deux galeries en bois en-
tourent ce pavillon; celle du midi ren-
ferme les bains des dames, au nombre

de six, et celle du nord, cinq autres grands bains pour les hommes. Chaque bain étant mobile, s'élève et s'abaisse à volonté, suivant la hauteur et l'abaissement de la mer ; sa forme est celle d'un panier à claire-voie, ce qui met les enfans et les autres baigneurs à l'abri de tout accident.

Douze bains de vagues, recouverts par des tentes, sont établis à l'extrémité de la digue. Ils offrent tous les avantages des bains à la lame, sans avoir aucun de leurs inconvéniens. Leur action est très-puissante dans les maladies qui réclament l'emploi des douches horizontales, comme la bosse et les autres affections rachitiques.

Ces bains remplacent, à Marseille, ceux de Cabane si renommés à Livourne, par leurs vertus, et si généralement fréquentés.

Mais la construction la plus utile, et qui jusqu'ici n'avait point eu de modèle, est celle que j'appelle le Char de Neptune. Qu'on se représente un pavillon ambulant, porté sur quatre roues mobiles, et renfermant huit bains qui aboutissent à une galerie commune. Ce char, mis en mouvement par une mécanique des plus ingénieuses, est facilement exposé à la vague, suivant la direction du vent et la volonté du baigneur. Ainsi c'est pour la première fois que la fable du dieu des mers, se promenant sur un char au sein de l'onde amère, se sera métamorphosée, à nos yeux, pour le bien de l'humanité, en un vrai temple d'Epidaure.

Il y aura en outre dans cet établissement des bains de surprise ou à char roulant. Cette construction portera le nom de Montagnes de Neptune. L'immersion qui accompagnera la chute rapide du char dans l'eau, ne pourra qu'être utile à certaines maladies convulsives, telles que l'épilepsie, le délire maniaque, et surtout l'érotomanie, à l'exemple de ce qui avait lieu chez les anciens, pour les amans malheureux, après le saut du fameux rocher de Leucade.

Mais ce qui sera d'un avantage inappréciable pour les malades, ce sera la distribution d'un très-grand nombre de bains chauds. Le calorique ajoutera une nouvelle activité aux principes minéralisateurs de l'eau de mer; cette eau minérale naturelle, administrée sous la forme thermale, deviendra un jour l'auxiliaire des autres sources de ce genre. On verra ci-après les argumens irrésistibles sur lesquels je fonde cette assertion.

Les baigneurs qui fréquenteront les bains Giraudy, pourront y jouir, s'ils le désirent, du plaisir de la pêche aux huîtres. Ce docteur n'a rien épargné pour réunir dans l'Huitrierie qu'il a formée, les produits de l'Océan et de la Méditerranée. Tout annonce que la nouvelle famille coquillière, conquise depuis le cap Corse

jusqu'au rocher de Cancale, prospérera
sur nos parages, et que l'année si mémo-
rable de l'arrivée de la Girafe à Marseille
s'y liera à ce grand évènement gastrono-
mique.

Indépendamment du parc à huîtres
et autres coquillages de la Méditerranée,
le docteur Giraudy a encore établi une
réserve de poissons. Par un mécanisme
ingénieux les poissons qui y viennent de
la haute mer, n'en peuvent plus sortir;
et la limpidité de l'eau permet de jouir
de tous leurs exercices, d'une manière
bien plus agréable que dans les bassins
de nos campagnes, où l'on emprisonne
quelques chétives espèces, que l'ennui
et la solitude dévorent.

CHAPITRE VI.

TABLEAU DES MALADIES AUXQUELLES LES BAINS DE MER SONT UTILES.

PREMIÈRE SECTION.

Maladies du système cutané.

Dartres.

Si, comme l'a écrit le savant docteur Alibert, les dartres font le tourment de l'espèce humaine; si elles attaquent tous les âges et toutes les classes de la société; si partout ces tristes et repoussantes infirmités dégradent l'homme aux regards de l'homme; si elles sont enfin, dans bien des circonstances, des crises

4

salutaires d'autres maladies internes, il
ne faut pas être étonné que la méthode
qui est destinée à les combattre, doive
être soumise aux règles d'une prudence
éclairée, et qu'il ne faille, en consé-
quence, repousser tout ce qui pourrait,
en général, amener leur rétropulsion.
Sous ce rapport, un homme atteint de
cette phlegmasie cutanée, quelle que soit
sa nature, soit qu'elle appartienne à une
des cinq espèces connues aujourd'hui
sous le nom de dartre furfuracée, squam-
meuse, crustacée, pustuleuse et ron-
geante, ne doit jamais avoir recours aux
Bains de Mer, que d'après l'avis et sous
les yeux d'un médecin qui le dirige dans
l'emploi de ce puissant remède, parce
qu'il importe, dans tout état de choses,
d'examiner auparavant, si cette affection n'est point compliquée avec quelque
diathèse scrofuleuse, vénérienne ou pso-
rique.

Il ne peut donc qu'être rationnel de

ne prescrire à ceux qui ont des dartres,
le Bain de Mer, surtout froid, que lorsque les malades ont été suffisamment pré-
parés par un long usage des bains domestiques, par un régime alimentaire des
plus doux et par des remèdes internes,
propres à combattre la diathèse elle-
même, ou à détruire ses complications;
car alors l'eau de la mer peut agir avec
efficacité sur la peau comme un agent
chimique, propre à ranimer son action
vitale, en imprimant à l'état morbide un
caractère aigu, indépendamment de cette
matière phosphorique et électrique qui
concourt, d'après le docteur Guigou de
Livourne, d'une manière si active, à la
guérison des dartres.

Il résulte de ce qui précède, que dans
toutes les affections cutanées, je con-
seillerai toujours de préférer les Bains
de Mer chauds, aux bains froids, afin
d'éviter toute métastase ou répulsion à
l'intérieur. Il n'y a que quelques cas par-

ticuliers où l'on peut employer ces derniers bains , sans avoir rien à craindre ;
mais ces cas sont très-rares , et il ne faut
rien moins que l'œil d'un praticien exercé
pour en prescrire l'administration.

Lèpre.

Cette maladie si commune en France
dans le moyen âge , et surtout après les
Croisades, n'y existe presque plus aujourd'hui , et à peine en rencontre-t-on
quelques exemples isolés. Cependant ,
rien de plus ordinaire que de désigner
encore sous le nom de lèpre , des dartres
squammeuses que des topiques irritans
ont exaspérées, et qui au premier aspect
donnent à la peau l'apparence d'une véritable ladrerie.

L'affinité de cette maladie avec l'affection herpétique , indique un traitement préalable, fondé sur la même indication curative , avant de recourir aux
Bains de Mer. On peut donc appliquer à

cette affreuse maladie, tout ce qui a été dit dans l'article précédent sur les dartres, et il sera toujours consolant pour l'humanité de pouvoir lui présenter la guérison obtenue par le Dr Guigou, en employant le même spécifique ; car rien n'empêche que dans des circonstances semblables, les Bains de Mer, sagement administrés, n'aient un succès aussi éclatant.

Le mal rouge de Cayenne, le pian et l'yaws peuvent aussi être traités par l'eau marine.

Gale.

Quelle que soit la nature de cette maladie, soit que son origine soit due à la présence de l'*acarus scabiei*, soit qu'il dépende de l'altération des propriétés vitales de la peau, soit qu'elle reconnaisse un miasme *sui generis*, il n'est pas moins constaté que dans l'état actuel de notre civilisation, cet exanthême se rencontre bien plus souvent chez les pauvres que chez les gens riches. On ne peut donc offrir aux premiers un remède plus économique que l'eau de mer. Les lotions et les bains sont parfaitement adaptés, *à priori*, à la cure de cette affection, toutes les fois qu'elle sera récente, sans ulcères et sans complication. Dans un état contraire, il faut avoir recours à un traitement interne, et modifié selon les circonstances.

L'efficacité des Bains de Mer a été reconnue, en pareil cas, par les docteurs Horn, Duval et Buchan. Le sulfure de potasse, ajouté à ces bains, augmenterait ses vertus. L'observation de ces médecins nous explique pourquoi les matelots et les pêcheurs, mouillés journellement par l'eau marine, sont peu sujets à être atteints de la gale.

DEUXIÈME SECTION.

Maladies du système lymphatique.

On doit aujourd'hui comprendre sous ce nom, non - seulement les tumeurs et l'endurcissement des glandes, les dépôts froids et par congestion, mais encore les fluxions qui se montrent aux ailes du nez, le gonflement habituel de la lèvre supérieure, les ophtalmies périodiques, certains exanthêmes cutanés, quelques dartres crustacées, l'intumescence des grandes articulations, les ulcères des doigts, des orteils, et surtout la teigne qui, jusqu'à ce jour, a été réputée en quelque sorte comme étrangère à la diathèse scrofuleuse.

Teigne.

Quelle que soit la division nosographique que de célèbres et savans médecins aient faite de cette maladie, les espèces qu'ils ont admiscs ne sont, à mon avis, qu'une modification d'un même état morbide plus ou moins prononcé. Si cette étiologie avait été admise, on n'aurait point eu recours à tant de re-mèdes empiriques, à tant de formules surannées, et principalement à la mé-thode si barbare de la calotte. On aurait vu que vouloir guérir un ulcère local qui a une cause constitutionnelle, sans traitement préalable, c'était exposer la vie des malades, et provoquer des métas-tases funestes. Combien d'accidens mal-heureux n'ont-ils pas été la suite de la répercussion de ces teignes, qui n'ont été combattues que par des remèdes to-piques.

Si quelques praticiens pouvaient avoir des doutes sur la cause naturelle et pri-mitive que j'assigne à cette maladie, ils n'ont qu'à examiner le tempérament et la constitution des enfans qui en sont atteints. Ils rencontreront dans tous un

type lymphatique , caractérisé par la
couleur pâle et blanche de la peau, des
formes arrondies , un tissu cellulaire
lâche et pâteux, des glandes cervicales
engorgées, une lèvre supérieure gonflée,
des ophtalmies rebelles et fréquentes, différentes éruptions cutanées périodiques
et des suintemens à la tête ou aux oreilles ;
enfin , tous les signes qui annoncent la
faiblesse et la débilité musculaire. C'est
en réfléchissant sur l'état pathologique
que je viens de signaler , et qui est si
ordinaire aux enfans qui ont la teigne ,
que j'assigne à cette maladie l'origine
qui lui appartient.

Je pense que, d'après cette étiologie ,
la contagion de la teigne sera désormais
beaucoup restreinte , si elle n'est pas
absolument niée dans tous les cas.

Enfin, le rapprochement physiologique
entre la teigne et le scrofule est encore
constaté par la guérison naturelle de ces
deux maladies, à l'époque de la puberté,

et par l'influence que le froid et l'humidité exercent sur elles; car il est reconnu que les hivers rigoureux sont ceux qui concourent le plus à leur développement.

L'observation suivante confirme cette étiologie.

Un jeune homme âgé de 14 ans, issu d'un père maigre et brun, ayant long-temps habité la Nouvelle-Orléans, et d'une mère à tempérament lymphatique, commença à avoir, en 1824, des croûtes teigneuses sur le sommet de la tête, qu'on n'avait pu détruire et qui avaient toujours été en augmentant. Deux frères plus jeunes que lui avaient également de semblables croûtes teigneuses; on apercevait chez sa sœur, âgée de 3 ans, des symptômes évidens de scrofules, tels que fluxion au nez, gonflement de la lèvre supérieure, engorgement des glandes du cou, et un écoulement séro-purulent par l'oreille. Ce jeune homme, soumis à mon observation au mois d'avril 1826, m'offrit l'aspect suivant : teint blond , figure pâle et maigre, marquée par des taches de rousseur; différentes croûtes sèches et fort épaisses couvraient le sommet de la tête. Le petit doigt de la main droite avait acquis le volume et la forme d'un navet; le périoste et le tissu même des os étaient évidemment gonflés. Cet état pathologique du doigt était bien certainement dû, ici, à un état scrofuleux héréditaire, existant avec la teigne, puisque ses frères et sœur étaient aussi atteints d'affections bien prononcées du système lymphatique. Quoique ce gonflement des phalanges du petit doigt et de leurs extrémités articulaires fût tout-à-fait indolent, même à la pression la plus forte , je n'hésitai pas à le combattre par les applications réitérées de sangsues, et je fus assez heureux pour faire disparaître ce gonflement, qui durait depuis plus d'un an , par six applications de huit sangsues. Le gonflement du doigt étant revenu au mois de mars 1827, à la suite d'un effort, deux nouvelles applications de sangsues ont été nécessaires pour le combattre avec succès. Les croûtes teigneuses ont disparu dans le cours de l'hiver par un traitement approprié ; il en reste néanmoins encore quelques traces.

Ulcères scrofuleux, Gonflement et Carie des os.

Nul doute que les Bains de Mer n'accélèrent la guérison de ces sortes d'ulcères atoniques, et qu'ils ne favorisent l'exfoliation des os cariés, en combattant la diathèse qui a produit la maladie. On peut voir ce que pensent, à ce sujet, les docteurs Russel et Buchan dans leurs savans ouvrages. Ce dernier rapporte la guérison d'une fistule lacrymale par l'usage des Bains de Mer.

Carreau.

Cette maladie consiste dans l'obstruction des glandes lymphatiques du bas-ventre, et surtout du mésentère. La diathèse scrofuleuse, l'habitation d'un lieu humide, mal-sain et non aéré, une nourriture grossière et peu substantielle après le sévrage, une constitution lymphatique héréditaire, et quelquefois aussi une teigne imprudemment répercutée, donnent lieu à cet engorgement. Les enfans ont de plus la peau rude, sèche, terreuse; leur figure devient ridée comme celle d'un petit vieillard; ils sont consumés par une fièvre lente et par un dévoiement colliquatif, accompagné d'un appétit vorace.

La première indication à remplir dans ce cas, c'est l'emploi des Bains tièdes d'Eau de Mer, pour redonner de l'activité au système dermoïde. On leur associe les frictions aromatiques sur la peau; l'eau de mer à l'intérieur, pourvu qu'il n'y ait point d'ulcération au canal intestinal; l'eau ferrée pour boisson ordinaire agit souvent aussi comme un véritable

spécifique. Le régime doit se composer
de viandes rôties, lorsque l'anémie est
prononcée; et d'une nourriture douce
et non excitante, s'il y avait éréthisme
dans le système digestif.

Phthisie tuberculeuse.

S'il est reconnu aujourd'hui, que les
deux tiers des phthisiques ont eu dans
leur enfance une constitution strumeuse;
si cette constitution donne lieu surtout
à la formation des tubercules du poumon, provenant originairement d'une
irritation cutanée, ou de celle de la membrane bronchique, il sera donc rationnel de recourir au Bains tièdes d'Eau de
Mer, pour attirer le sang à la périphérie
de la peau et ramener cet organe à son
état normal. Cette méthode curative serait indispensable, s'il y avait à craindre
la répercussion de quelque maladie éruptive. D'ailleurs, le Bain de Mer combattant avec succès la diathèse primitive,

on pourra triompher, avec son secours,
d'une lésion pulmonaire commençante,
toutes les fois que la maladie n'aura pas
encore produit aucun désordre organique, et qu'il n'y aura eu qu'un engorgement, pour ainsi dire, passif, comme
cela se rencontre très-souvent chez les
jeunes personnes du sexe à tempérament
lymphatique.

Il est inutile, sans doute, de dire ici
que ces sortes de malades, ne fussent-
ils même que dans un état de prédisposition morbide, ne doivent jamais recourir d'eux-mêmes à un moyen thérapeutique aussi puissant; ils doivent consulter
les médecins qui, par leur expérience et
leurs fonctions, sont dans le cas de leur
donner des conseils utiles. Un bain d'eau
de mer, surtout s'il était froid, ne pourrait agir que comme un répercussif dangereux, et donner même lieu à une
congestion sanguine sur le poumon, ce
qui ne pourrait qu'accélérer les progrès

de la pulmonie , si elle était déjà déclarée, ou la faire développer subitement, si
elle n'était encore que latente. Quelques
exemples de ce genre sont parvenus à ma
connaissance, et je dois les rappeler ici,
pour qu'on évite de les suivre à l'avenir.

Siphilis.

Après un traitement rationnel et spécifique, beaucoup de reliquats qui appartiennent à cette infection disparais-
sent en se baignant dans l'eau de mer.
Tels sont les indurations chroniques des
glandes inguinales , et les écoulemens
blennorrhéens , lorsqu'ils dépendent de
l'atonie de la membrane urétrale.

Squirre et Cancer.

Chez un grand nombre de femmes, ces
deux terribles maladies se développent
souvent, sans cause connue, aux approches de leur époque critique. Je fais ici
abstraction descirconstancesoù descoups

et des contusions les ont produites ; ou lorsqu'elles ne sont que la suite bien évidente de la ménopause. Dans ces deux derniers cas, il serait, sans doute, peu rationnel de prescrire les Bains de Mer ; mais si la formation de l'engorgement mammaire ou utérin pouvait être attribuée à quelque diathèse scrofuleuse, il y aurait tout à attendre de leur efficacité, puisque ces espérances sont fondées sur l'assertion d'auteurs célèbres, qui rapportent des exemples de guérison obtenus par l'usage de l'eau marine en boisson et en bains.

Cette méthode curative ne s'accorde guère, sans doute, avec les idées de la diathèse cancéreuse préexistante, admise jusqu'à ce jour par un si grand nombre de praticiens, et que j'ai si vigoureusement combattue il y a déjà quinze ans (1), dans

---

(1) *L'Art de prévenir le Cancer au sein chez les femmes qui touchent à leur époque critique, ou qui peuvent craindre cette funeste maladie, à la suite*

un ouvrage *ex professo*, auquel la Médecine physiologique du docteur Broussais, publiée quelques années après, a donné et tant d'à-propos, et tant de vogue, et qui vient de recevoir encore de la méthode compressive de M. le professeur Recamier, un si éclatant hommage.

Rachitisme.

Le ramollissement et la déviation des os dans l'enfance, s'appelle noueure ou rachitisme. Cette maladie, indépendamment d'une constitution héréditaire, peut reconnaître une altération quelconque naturelle ou acquise dans les fluides, une mauvaise nourriture, une habitation insalubre, humide et non aérée, une dentition orageuse qui dérange si souvent les fonctions nutritives. Les enfans rachitiques ont la tête grosse, le ventre volumineux, les jambes courbées, croissent peu ; vers l'âge de quatre ans leurs dents noircis-

---

d'un dépôt laiteux ou d'une contusion. Vol. in-8°, 1812 ; prix 5 fr. Chez J. Mossy, libraire, à la Cannebière.

sent et se carient. Leurs facultés intellec-
tuelles sont précoces, quelquefois dès le
huitième mois, ils présentent un renfle-
ment des os des chevilles et des poignets,
et c'est vers l'âge de puberté que les jeunes
filles se déforment et deviennent bossues.

« Si l'on fait attention, dit le docteur
« Guigou, aux principes constituans de
« l'eau de mer, on ne peut s'empêcher
« de regarder ces bains comme le remèdé
« le plus puissant pour agir sur le sys-
« tème lymphatique. J'ai vu, ajoute-t-il,
« des enfans dont les jambes étaient tou-
« tes tordues, les dents noires, le ventre
« gros, les bras fluets, revenir droits
« et bien portans, après l'usage long-
« temps continué des Bains de Mer. »

On ajoute à ces bains un exercice modéré, les promenades à pied et à cheval dans la campagne et sur les collines
boisées, une nourriture saine et abondante, l'eau marine ferrée en boisson,
en un mot, tous les moyens alimentaires

et hygiéniques les plus propres à fortifier et à fondre l'engorgement des viscères abdominaux, si fréquemment lésés dans cette maladie.

Ophtalmie scrofuleuse.

On rencontre très-souvent cette maladie chez les enfans qui ont un type strumeux. Les vésicatoires, les sangsues et les collyres fortement opiacés en triomphent pour l'ordinaire, mais ils n'en préviennent pas toujours le retour. Le remède le plus héroïque, en pareil cas, est le Bain chaud d'Eau de Mer, et l'usage de cette eau à l'intérieur, et quelquefois même en lotion.

Tumeurs blanches des articulations.

Les articulations de la hanche, du genou, du coude, des doigts de la main et des pieds, sont, en général, le siége de cette maladie. Les auteurs ont attribué jusqu'ici l'origine de ces tumeurs à une diathèse scrofuleuse ou rhumatismale; il faut néanmoins avouer qu'elles

sont bien souvent aussi la suite d'une
irritation locale occasionnée par un coup,
une chute, ou une violente distorsion des
membres. Une marche pénible, un faux
pas, un effort imprévu, en ont été bien
des fois la cause déterminante, ainsi que
la suppression d'une humeur éruptive,
celle du flux menstruel, des hémorroïdes
et de toute autre influence morbide. Mais,
suivant M. Boyer, le vice rhumatismal
et le scrofuleux forment plus des trois
quarts de ces tumeurs. Pour l'ordinaire,
elles se manifestent plus souvent dans
l'enfance et la jeunesse, que dans l'âge
adulte et dans la vieillesse; on a remarqué aussi que le rhumatisme attaque, dans
ce cas, plutôt les parties molles, et le
scrofule les os.

L'étiologie de cette maladie ainsi établie, suffit pour nous démontrer tous
les secours que l'on peut retirer des Bains
et des douches d'Eau de Mer, surtout
dans la luxation spontanée du fémur;

après avoir combattu l'inflammation par
les moyens anti-phlogistiques locaux et
les révulsifs les plus actifs, tels que sangsues, vésicatoires, moxa, dont M. Larrey
a obtenu de si merveilleux effets, ainsi
que tous les grands praticiens.

TROISIÈME SECTION.

Maladies nerveuses.

Dans l'état actuel de notre civilisation,
le nombre de ces maladies est si considérable, qu'elles forment à elles seules
une grande partie du cadre nosologique.
Les systèmes sensitif et musculaire peuvent être tour à tour simultanément af-
fectés ; de là tant d'anomalies au physique et au moral. Sans rejeter ici l'influence des moyens hygiéniques qui sont
toujours employés avec succès, il est
néanmoins des circonstances où les Bains
de Mer ont été très-utiles pour la guérison ou le soulagement de ces maladies,

soit qu'elles aient été classées sous le nom de spasmes, ou sous celui de vésanies.

Hypocondrie.

Si, d'après Montanus, il faut dans cette maladie fuir les médecins et les remèdes, il n'est pas moins certain que ce serait une action barbare que de livrer aux seules ressources de la nature des affections aussi fréquentes dans la classe aisée. On sait, en effet, que les causes les plus ordinaires de l'hypocondrie, sont des chagrins violens, long-temps prolongés, une vie molle et sédentaire, des pertes de fortune, une ambition contrariée et déçue, un abus des plaisirs érotiques, un régime échauffant et trop substantiel, des boissons alkooliques prises en excès, ou même l'usage journalier d'une eau séléniteuse. A ces causes succèdent bientôt des douleurs vagues, des flatuosités, des tensions aux hypocondres, de l'inappétence, des idées tristes et noires , enfin tout le cortége des symptômes nerveux les plus bizarres et les plus extraordinaires.

Lorsque cette maladie fait des progrès, il n'est pas rare de reconnaître par le toucher des lésions organiques dans les viscères abdominaux.

Si en pareille circonstance l'hygiène doit être, en général, la première règle thérapeutique, elle ne pourra être que très-bien secondée par l'usage des Bains de Mer chauds ou froids, toutes les fois que l'on pourrait attribuer la cause de la maladie à une dépravation de la sensibilité, à un défaut d'énergie musculaire, à la répercussion de quelque humeur cutanée , et même à une impression morbifique des vicissitudes atmosphériques, quelquefois si brusques et si inattendues dans notre climat.

Les Bains de Mer guérissent encore l'insomnie des hypocondriaques, et la difficulté d'avaler, dont ils se plaignent si souvent, et qui est en quelque sorte produite par une espèce de boule hystérique.

Mélancolie.

L'expérience prouve que les Bains de Mer chauds réussissent dans cette maladie, lorsqu'elle est accompagnée d'une obstruction ou d'un empâtement dans les viscères de l'abdomen, d'un défaut d'appétit et d'une tristesse qui rend l'ame faible et craintive, recherchant la solitude et fuyant les amusemens et les plaisirs du monde. Le spectacle de la mer, l'agitation de ses ondes, le mugissement de ses vagues peuvent opérer chez les mélancoliques une distraction salutaire.

Manie.

Les anciens ont toujours cru que l'immersion subite dans la mer pouvait être utile aux maniaques et à ceux qui étaient devenus fous par amour; il est néanmoins des circonstances où les bains légèrement

chauds devront être préférés aux froids,
surtout lorsqu'il y a une douleur fixe à
la tête, car dans ce cas la douche froide
dirigée sur cette partie peut produire
une répulsion des plus heureuses.

Hystérie.

Cette affection si_commune aujour-
d'hui chez les femmes de la haute société,
et même chez les riches citadines, a
pour symptômes caractéristiques, un
gonflement subit à l'abdomen, une éruc-
tation bruyante, une espèce de boule qui
remonte du ventre au gosier, où elle
produit un resserrement spasmodique
et quelquefois un sentiment de stran-
gulation. Dans une attaque violente
d'hystérie, il peut survenir du délire,
des convulsions, l'aphonie, et un sommeil léthargique qui peut se prolonger
plusieurs jours sans aucun signe de vie.
Celle-ci paraît, dans ce cas, suspendue,
et il serait fort imprudent de s'en laisser

imposer par une mort apparente, ainsi que cela est arrivé dans nombre de circonstances.

Les Bains frais de Mer long-temps continués triomphent pour l'ordinaire de cette maladie, toujours d'autant plus difficile à guérir qu'elle est un véritable Protée.

Hydrophobie.

Comme le système nerveux est violemment irrité dans cette maladie, et qu'elle se caractérise particulièrement par un resserrement spasmodique du gosier, ce qui empêche la déglutition et produit l'horreur des liquides, peut-être pourrait-on plonger par surprise avec succès le malheureux hydrophobe dans la mer? Jusqu'ici rien ne constate cette miraculeuse guérison; mais quand l'art s'est montré jusqu'ici impuissant, et que la doctrine de l'ablation des Lysses n'est pas encore suffisamment établie en France, que risque-t-on de faire l'essai, dans un cas désespéré, de l'immersion maritime?

Tétanos.

Hypocrate avait déjà recommandé le
bain froid dans cette affection idiopa-
thique. Au rapport de Barrère, les né-
gresses de Cayenne plongent leurs enfans
dans la mer, lorsqu'ils commencent à
être atteints du mal de mâchoire. Cullen
assure que dans les Indes Occidentales
les malades sont immergés dans la mer,
ou qu'ils reçoivent de fréquentes ablutions de la même eau froide. Mais si le
Tétanos était le résultat d'une lésion de
la moelle épinière, à la suite d'une phlegmasie gastro-intestinale, ou cérébro-
rachidienne, on conçoit alors toute
l'inutilité d'un pareil remède, de même
que s'il dépendait d'une affection trau-
matique.

Paralysie.

On ne peut douter que les bains chauds
ne soient très-utiles dans les paralysies
occasionnées par la suppression du flux

hémorroïdal, des menstrues, de la sueur, d'un ulcère sanieux, et d'une humeur cutanée. Ils concourent, dans ce cas, à rappeler les écoulemens supprimés, en provoquant artificiéllement une fièvre, qui ne peut qu'exciter la fibre musculaire par la qualité stimulante de l'eau marine, et lui redonner l'énergie vitale dont elle a été privée.

Je suis bien loin, sans doute, de conseiller le même remède dans les paralysies qui sont la suite ou l'avant-coureur d'une apoplexie. Il ne pourrait qu'être éminemment nuisible. La nature seule, dans quelques cas extraordinaires, aidée avec prudence par les secours de l'art, peut ici produire des guérisons inattendues.

Asthme.

Quoique l'Anatomie pathologique nous ait démontré, dans ces derniers temps , que beaucoup d'asthmes sont dus à des lésions organiques du cœur ou de la poitrine, les praticiens en reconnaissent pourtant encore beaucoup qui sont produits par la suppression de la transpiration, d'un exanthême cutané, ou d'une affection purement nerveuse convulsive : dans ces divers cas, les Bains de Mer chauds ne peuvent qu'être efficaces par leur action stimulante sur la peau.

Palpitations du cœur.

La plupart des femmes hystériques et des enfans des deux sexes avant l'âge de puberté, sont sujets à cette maladie. Lorsqu'elle est purement spasmodique et non dépendante d'aucune lésion des gros vaisseaux, on peut recourir avec succès aux Bains de Mer, à la température des bains chauds.

Migraine.

La migraine se change très-souvent en clou hystérique. Elle alterne avec la douleur spasmodique des hypocondres, avec la colique, le lumbago, la gastrodynie, la crampe d'estomac et le tic douloureux de la face. Les Bains de Mer, froids ou chauds suivant les circonstances, sont alors utiles ; mais la douche, l'immersion subite dans l'eau, les ablutions par torrens sur la tête, ont toujours été administrés avec succès dans la migraine.

Il est à ma connaissance personnelle, qu'une dame de haute distinction, sujette à cette maladie depuis un grand nombre d'années, a été beaucoup soulagée aux Bains de Dieppe.

Nyctalopie et Héméralopie.

Ces deux maladies constituent deux névroses ophtalmiques d'un caractère opposé, puisque l'une tient à une trop grande sensibilité de la rétine, l'autre, au défaut même de cette sensibilité. La première se guérit le plus souvent par l'usage des Bains de Mer, après l'emploi d'autres remèdes appropriés. On a remarqué qu'elle dépend quelquefois d'une diathèse scrofuleuse, et alors on sent pourquoi l'eau de mer est utile.

L'héméralopie, qui ne reconnaît pour cause que la faiblesse de la vue, se guérit également par les Bains de Mer; mais les marins qui voyagent dans les régions tropicales; ceux qui reçoivent des blessures au-dessus des sourcils, ou qui s'endorment au serein; les hommes de lettres qui se livrent à des travaux assidus de cabinet, exigent un traitement approprié lorsqu'ils sont atteints de cette maladie, ce qui leur arrive très-souvent.

Convulsions et Danse de Saint-Guy.

Depuis Hippocrate jusqu'aux médecins modernes, tels que Floyer, Speed, Buchan, Tissot, Lorry, Zirmmerman, Currie, Giannini, et surtout Pomme, les bains froids ont été recommandés dans les maladies nerveuses. Ceux de mer, à raison de leurs principes constituans, doivent toujours être préférés à ceux d'eau commune.

Wyte et Russel ont opéré deux guérisons de chorée, chez des enfans scrofuleux, en associant aux bains l'eau de mer à l'intérieur.

M. Le François cite l'observation d'une dame qui fut guérie à Dieppe, d'une éclampsie, par des ablutions d'eau de mer, reçues six à sept fois par jour, durant cinq semaines.

Aphonie, ou perte de la parole chez les femmes.

Sans faire une épigramme, on peut dire que c'est là une maladie bien désagréable pour les personnes qui en sont atteintes. Rien de plus ordinaire, nous dit Buchan, que de voir « les person- « nes d'une constitution délicate qui ha- « bitent les grandes villes, être sujettes « à une espèce particulière de mal de « gorge, qui est caractérisé par le relâ- « chement de la luette et par le gonfle-

6

« ment des glandes situées dans l'inté-
« rieur de la gorge. La rougeur de la
« face, une grande indolence et une
« aversion pour tout exercice du corps,
« accompagnent ordinairement cette ma-
« ladie. Lorsque cette maladie arrive
« aux personnes du sexe, elle est quel-
« quéfois accompagnée d'une perte to-
« tale de la voix, qui se manifeste sou-
« vent tout à coup. Plusieurs cas de cette
« maladie qui sont venus à ma connais-
« sance ont toujours été guéris par une
« courte résidence sur les côtes et l'usage
« des Bains de Mer ».

Speed et Floyer citent des guérisons
semblables. Rien ne serait plus funeste,
en pareil cas, que l'usage du mercure,
si l'on pouvait confondre cette affection
avec une infection siphilitique.

Épilepsie.

On pense communément que les Bains de
Mer guérissent cette maladie, lorsqu'elle

se déclare avant la puberté. Comme elle peut reconnaître pour cause accidentelle, les vers , la répercussion de la teigne ou d'une éruption cutanée , l'eau de mer à l'intérieur et à l'extérieur ne peut qu'être utile : mais écoutons plutôt Hufeland , dont l'expérience consommée pour les Bains de Mer lui donne le droit de décider dans cette circonstance , et qui , sans se perdre dans des raisonnemens théoriques , va tout de suite au fait de pratique. « Ce qui prouve , dit-il, que « la guérison des maladies tient plus à « la qualité ou à la spécificité des médi- « camens qu'à leur énergie , c'est que « l'épilepsie qui sans contredit est une « des maladies les plus incurables, et « qui tient au plus haut degré à l'affec- « tion nerveuse , se guérit à proportion « plus fréquemment par l'usage des « Bains de Mer, que par celui des au- « tres eaux minérales beaucoup plus « énergiques , telles que celles de Pyr-

« mont, et qu'elle n'a jamais cédé à l'o-
« pium qui l'exaspère et la rend incu-
« rable, tandis qu'elle se guérit quelque-
« fois par d'autres médicamens. J'ai
« connu, continue-t-il, un respectable
« ecclésiastique qui, après avoir épuisé
« sans succès tous les moyens et tous les
« traitemens contre cette maladie, et
« avoir été plusieurs fois à Pyrmont, où
« elle avait plutôt empiré que diminué,
« se rendit enfin aux Bains de Mer
« d'Obberan, où ses accès devinrent déjà
« plus rares et plus faibles dès le pre-
« mier été : ayant continué pendant l'hi-
« ver les Bains de Mer factices, il re-
« tourna l'été suivant à Obberan, et
« se trouva enfin entièrement guéri. Je
« connais plusieurs autres épileptiques
« et cataleptiques qui ont été guéris par
« le même moyen. »

Catalepsie.

Les auteurs rapportent divers exemples de cette maladie , où l'usage des Bains de Mer, pendant quatre mois, est devenu efficace. L'affinité de la catalepsie avec les autres maladies nerveuses convulsives , rend très - vraisemblables ces sortes de guérisons.

QUATRIÈME SECTION.

Maladies du système génital.

Anaphrodisie , ou impuissance virile.

Une jeunesse déréglée, l'abus des remèdes aphrodisiaques, et des jouissances trop multipliées, conduisent rapidement à cette infirmité. En vain aurait-on recours, comme en Orient, à ces préparations diverses, dans lesquelles entrent l'opium, le musc, l'ambre, le safran et tant d'autres aromates, que l'on croit propres à exciter des désirs, la nature épuisée, loin de corroborer ces êtres dégradés, les flétrit , en prolongeant leur douloureuse impuissance.

Si la vieillesse n'est point encore la cause de cette maladie; si elle n'est point trop ancienne, quoique dépendante des abus signalés, rien ne peut être plus utile que les Bains de Mer pris à la vague. C'est par le même moyen qu'on peut remédier à la faiblesse musculaire, au marasme et à tous les désordres physiques et moraux qui sont la suite funeste de la honteuse passion de l'Onanisme.

Dispermatisme.

Lorsque cette maladie, qui afflige beaucoup de jeunes gens, provient d'une constitution valétudinaire et cacochyme, ou est l'indice de mœurs corrompues, elle est radicalement guérie, même dans ce dernier cas, par les Bains de Mer, pourvu que le cœur se réforme et revienne à la vertu.

Le même remède est également approprié aux autres névroses qui ont une cause érotique, et que les médecins dé-

signent sous des noms dont je ne salirai
point ici ma plume.

Maladies du système utérin.

Chlorose, ou pâles couleurs.

Dans cette maladie, la débilité de tout
le système n'est que trop réelle, et tous
les remèdes employés pour la combattre appartiennent à la classe des toniques. La pâleur de la peau, la faiblesse
et l'inertie des forces musculaires, l'œ-
dème de la face et des extrémités, tout
annonce que la nature languit et manque
de vitalité. Les malades qui présentent
des symptômes de cette nature ne peuvent donc retirer de l'usage des Bains
de Mer, si éminemment toniques, que
des effets salutaires, surtout lorsqu'ils
leur réunissent l'exercice des promenades à pied, à cheval, en voiture, et l'habitation des côtes maritimes.

Aménorrhée.

L'usage des Bains de Mer régularise et provoque le flux menstruel, en ranimant l'action de l'organe utérin, lorsque ce flux est supprimé par un effet atonique du système. C'est dans cette maladie que la prudence d'un médecin éclairé est nécessaire : des conseils irréfléchis pourraient être très-nuisibles.

Ménorrhagie, ou pertes utérines rouges.

Les hémorragies de cette nature qui sont passives, et qui dépendent d'une débilité locale, sont guéries par les Bains de Mer. Ils produiraient un effet tout contraire, et ils augmenteraient la perte, si elle avait pour cause une lésion organique. C'est là une considération de la plus grande importance, et sur laquelle il faut s'arrêter avant de prescrire un remède semblable.

Leucorrhée, ou pertes blanches.

Lorsque ce catarre utérin, ainsi dési-
gné aujourd'hui, dépend d'une phlegmasie chronique, avec relâchement du
tissu muqueux, les Bains de Mer sont
utiles ; mais ils nuiraient beaucoup, si
la maladie avait un caractère aigu.

Les causes de cette affection peuvent
être, en général, très-multipliées, mais un
tempérament lymphatique y dispose. Il
n'est pas même rare de rencontrer ces
pertes chez des jeunes personnes avant
l'âge de puberté. Bien des fois aussi ce
flux muqueux apparaît chez de très-pe-
tites filles scrofuleuses, ce qui doit mettre en garde les médecins légistes, lorsqu'ils sont appelés, dans une accusation
de viol, à constater les traces du crime
et à prononcer dans le cas où il y a un
écoulement de la nature, de celui dont il
est ici question, sur l'inoculation réelle
d'un virus siphilitique. Ces méprises

n'ont pu qu'avoir lieu dans une infinité de circonstances.

Le tempérament et l'état des malades étant bien examiné, s'il y a absence d'une irritation trop vive, et que l'inflammation soit modérée, on prescrit alors contre toute leucorrhée en général les Bains de Mer et l'injection avec l'eau marine à froid. Mais si l'on pouvait croire que la maladie fût la suite de la répercussion de quelque éruption tégumentaire ; de quelque gourme mal soignée, il faudrait alors avoir recours aux bains chauds, comme moyens révulsifs ; mais avant de rien prescrire, il faut bien examiner si le flux qui fait l'objet de la sollicitude de tant de femmes, n'est point au nombre des maladies qu'il est dangereux de guérir; et s'il n'y aurait pas quelque métastase à craindre en le supprimant. Il est à ma connaissance que beaucoup d'erreurs funestes ont été commises sur ce point.

Ménopause.

Le célèbre Fothergill a très-bien dé-
crit les maladies qui surviennent à cette
époque. Après avoir combattu , par les
moyens généraux qu'il indique, la plé-
thore qui se déclare chez les femmes à
tempérament sanguin, si à la suite d'un
épuisement considérable , la débilité
devient manifeste et qu'il y ait des hémorragies passives dépendantes du relâchement du tissu de l'organe utérin, les
Bains de Mer seront employés avec
succès. Quant aux pertes blanches, qui
deviennent si fréquentes à l'époque critique, et qui alternent si souvent avec
des éruptions cutanées à la face et sur
différentes parties du corps, il faut toujours craindre leur répercussion. Bien
des fois la nature suscite ces maladies,
comme des moyens de dépuration; si
on la détourne dans son travail, il peut
en survenir de très-grands maux. C'est

à l'homme de l'art à prononcer et à juger de l'utilité ou du danger que présentent les Bains de Mer en pareille occurrence.

CINQUIÈME SECTION.

Phlegmasies chroniques des divers tissus.

En admettant des inflammations passives, on peut facilement se convaincre que l'Eau de Mer ayant des propriétés toniques, doit être très-propre à fortifier les tissus qui manquent de plasticité. C'est dans ce cas que l'on voit souvent une médecine active réveiller la force médicatrice de la nature , et combattre avec le plus grand succès la débilité organique. C'est ainsi que beaucoup de remèdes empiriques ont obtenu un succès de vogue; cependant à quel danger ne s'expose-t-on pas, lorsqu'on peut , par des remèdes actifs , faire passer une maladie chronique à l'état aigu.

Catarre pulmonaire chronique.

On reconnaît cette maladie à une aug-
mentation de sécrétion du mucus bronchique, et à une toux qui, très-fréquente durant le jour, disparaît la nuit. Ce catarre,
qui a lieu pendant l'été, paraît dû au
relâchement de la membrane interne du
poumon; c'est pourquoi la toux qui
l'accompagne disparaît dès qu'on a respiré
l'air de la mer. « J'ai éprouvé moi-même,
« dit Buchan, différentes attaques de
« cette maladie, et je n'ai jamais pu
« découvrir d'autre moyen efficace d'y
« remédier que le changement d'air;
« cette toux disparaissait quand j'avais
« respiré l'air de la mer pendant vingt-
« quatre heures. Je puis dire avec vérité
« que j'ai toujours recommandé le même
« plan de conduite aux personnes at-
« teintes de cette maladie, et qu'elles en
« ont de même éprouvé des effets salu-
« taires. » On peut expliquer de la même

manière pourquoi les navigateurs dans la haute mer et les habitans des côtes sont, pour l'ordinaire, exempts d'affections catarrales. On remarque même encore que les personnes qui sont habituellement sujettes à cette maladie, y sont moins exposées dans l'hiver qui suit l'usage des Bains de Mer pris durant l'été précédent.

Mais s'il existait une phthisie déjà confirmée, ou une irritation pulmonaire aiguë, comme il arrive très-souvent chez des jeunes personnes des deux sexes, dont la sensibilité est très-vive; alors l'air de la mer ne pourrait qu'accélérer les progrès de la maladie. Le célèbre docteur Laënnec, malgré ses profondes connaissances, n'a pas toujours été exempt d'erreur sur ce point.

Coqueluche chronique.

Cette toux spasmodique ayant cessé d'être aiguë, doit être assimilée au catarre pulmonaire, dépendant de la débilité seule de la membrane des bronches. L'air de la mer doit agir alors comme tonique, et peut empêcher la coqueluche de dégénérer en une maladie rebelle et dangereuse, surtout chez les enfans valétudinaires et qui ont la poitrine délicate.

Rhumatisme musculaire et fibreux chronique.

Quoiqu'en général le bain chaud soit employé de préférence dans ces sortes de maladies, il est cependant des circonstances qui nécessitent le bain froid, surtout lorsqu'au retour de la belle saison, il y aura dans les parties affectées un relâchement et une débilité considérables. Ce sont là de ces tours de force que les praticiens habiles et expérimentés entreprennent, sans craindre les improbations et les clameurs de la multitude; mais il n'est pas donné à tout le monde d'oser les tenter.

CHAPITRE VII.

TABLEAU DES MALADIES DANS LESQUELLES LES BAINS DE MER SONT NUISIBLES.

Variole.

Rougeole.

Scarlatine.

Erysipèle.

Ulcères scorbutiques des jambes.

Gonflement œdemateux des jambes chez les femmes.

Obstructions des viscères abdominaux.

Maladies organiques du cœur.

Hémorragies aiguës.

Asthme dépendant d'une lésion organique des gros vaisseaux.

Prédisposition à l'apoplexie.

Vertiges.

Paralysie, suite d'une lésion cérébrale.

Affections aiguës du poumon, de l'estomac, des intestins, des viscères de l'abdomen.

CHAPITRE VIII.

DE LA DIVISION DES BAINS DE MER, EN BAINS FROIDS, EN BAINS FRAIS, EN BAINS CHAUDS, ET EN BAINS TIÈDES.

C'EST sous ces quatre conditions différentes, qu'on peut faire usage des Bains
de Mer. Sans rapporter ici les expériences faites par Saussure, Kirwan et
Péron, relativement à la température
de l'eau de mer, on peut dire qu'en été
elle n'est jamais au-dessous du 12e au
14e degré de Réaumur. On observe pourtant qu'elle peut s'élever au-dessus depuis midi jusqu'à quatre heures : quoiqu'elle paraisse plus chaude le soir,
d'après le refroidissement de l'atmos-

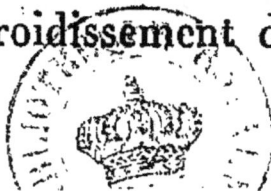

phère, les vents, les tempêtes, l'ondulation des flots. L'afflux des grands fleuves diminue encore cette température.

Si la chaleur du corps humain est à 31 degrés, et celle de la mer n'est qu'à 14 degrés environ, le Bain ordinaire de Mer doit toujours être considéré comme bain froid : aussi l'immersion subite dans la mer occasionne une sensation désagréable et pénible sur toute la surface du corps.

En supposant que, durant une chaleur excessive d'un été long et brûlant, et sur une côte sablonneuse, l'eau de la mer pût s'élever de 18 à 20 degrés, on aurait alors un bain frais.

On appelle bain chaud, celui qui aura une chaleur qui l'élève de plusieurs degrés au - dessus ou aux environs de la température du corps humain.

Le bain tiède est celui qui est au-dessous de 25 degrés, et qui n'est pas inférieur à vingt.

CHAPITRE IX.

DE L'EMPLOI ORDINAIRE DES BAINS DE MER, DANS L'ORDRE DE LEUR DIVISION, ET DE LEURS DIFFÉRENS EFFETS THÉRAPEUTIQUES.

Bain Froid.

Ceux qui se plongent dans la mer, éprouvent, outre la sensation générale du froid, un degré de pression et de resserrement dans la poitrine, une respiration convulsive, et quelquefois des palpitations du cœur. Ces sensations continuent plus long-temps chez les personnes délicates, qui ne sont pas accoutumées à prendre des bains froids, et qui ne descendent dans l'eau que graduellement. Peu à peu le corps semble reprendre sa température ordinaire, par la réaction du principe vital; mais en prolongeant trop long-temps le bain, la sensation du froid reparaît, la peau se resserre, se ride, se contracte, et forme ce qu'on appelle la chair de poule. Un trop long séjour dans l'eau froide amenerait progressivement l'extinction de la vie.

Il est inutile de rapporter ici les différentes observations faites sur le pouls, durant le bain froid. Il peut être accéléré ou lent selon les circonstances morales, et la vigueur ou l'atonie des individus qui se baignent.

Après la sortie du bain, on ne tarde pas d'éprouver une chaleur brûlante qui dépendant de la réaction de la vie animale, annonce toujours à ceux qui la ressentent l'utilité des Bains froids.

L'absence de cette réaction doit interdire l'usage des Bains de Mer, parce qu'il faut supposer alors que la constitution est trop faible; pour surmonter, comme le dit Buchan, la torpeur des vaisseaux superficiels : la céphalalgie, les indigestions et l'engourdissement des extrémités seraient alors la suite des Bains, s'ils étaient continués.

Il est constant d'ailleurs, que l'usage des Bains de Mer froids régularise la transpiration et les fonctions digestives. Il y a de plus une action particulière de l'eau salée sur la peau. Les pêcheurs et les marins, mouillés par l'eau de mer, souffrent moins que lorsqu'ils sont mouillés par l'eau ordinaire, et sont moins susceptibles de s'enrhumer. Currie a observé, à ce sujet, que ceux qui sont plongés dans l'eau salée conservent plus long-temps le brillant des yeux et la rougeur des joues, que ceux qui se baignent dans l'eau douce, parce que, sans doute,

l'action des vaisseaux cutanés est augmen-
tée par le simple effet mécanique des substances salines ; c'est pourquoi le Bain de
Mer a la propriété de donner de la fer-
meté, du ressort à la surface du corps,
et convient merveilleusement aux corps
faibles qui suent trop, parce que chez eux
l'état de la peau est toujours dans l'atonie.

Ce qui confirme pleinement mon opinion sur l'utilité des Bains de Mer, c'est
l'observation suivante du Dr Buchan.
« Le passage, dit-il, d'un état faible et
« languissant, à une santé vigoureuse et
« fleurie, se fait quelquefois avec tant
« de rapidité, pendant le court espace
« de temps qu'on prend les Bains de
« Mer administrés à propos, qu'il est
« souvent difficile de reconnaître les per-
« sonnes qui quelques semaines aupara-
« vant étaient venues, maigres et conva-
« lescentes, chercher la santé sur les
« côtes. »

La manière de prendre le bain froid

varie suivant les localités et les habitudes populaires. Ainsi à Livourne, les bains de Cabanes ; à Dieppe, les bains à la lame, et à Marseille, les bains de vague, sont les plus recherchés. Les premiers participent aux bienfaits de l'immersion et du mouvement des flots ; les seconds réunissent aux effets du bain froid de surprise, l'exercice de la natation ; et les derniers reçoivent l'impression tumultueuse des flots et des mouvemens ondulatoires des vagues, sans que la crainte puisse agir sur le système nerveux d'une manière défavorable, surtout chez les femmes nerveuses et les enfans délicats, dont l'imagination est si mobile dans le Midi. On sent que dans ces trois modes d'administration des bains froids, les résultats doivent être à peu près les mêmes pour les malades, quant à la masse d'eau qui les presse et se renouvelle à chaque instant, et aux substances salines qui exercent une ac-

tion spéciale sur la peau , ce qui, sans
doute, ne pourrait avoir lieu dans une
baignoire. Les bains pris en pleine mer
seront donc toujours préférables à ceux
d'eau dormante, à raison de la force im-
pulsive et tonique de l'eau , et des sensations répétées qu'elle excite par le ba-
lancement successif de ses vagues et par
la réaction qui les accompagne.

L'immersion , l'affusion, l'aspersion,
l'ablution, la fomentation et la lotion ,
sont encore des modes variés pour l'administration de l'eau de mer à l'extérieur.

L'immersion est , pour l'ordinaire ,
instantanée, ce qui rend l'impression du
froid rapide et fugitive. On peut la répéter quelquefois , et l'on se dirige sur
ce point selon la réaction vitale qui en
est la suite.

Dans l'affusion , on verse l'eau en
nappe et à plein seau sur la tête. C'est un
moyen perturbateur des plus puissans
qui excite un ébranlement dans tout le

système nerveux. Les Anglais , d'après l'avis de leurs médecins, en font un très-grand usage.

L'aspersion en arrosoir a une action modérée ; elle n'affecte que légèrement la partie qu'elle touche ; on ne l'emploie que lorsque cette dernière est très-sensible.

Suivant son étymologie , l'ablution est une espèce de lavage , au moyen duquel on cherche à débarrasser la peau des matières sales, grasses et onctueuses qui la recouvrent, et qui nuisent à la perspiration cutanée. C'est une précaution hygiénique , qui devrait toujours précéder l'usage du Bain de Mer.

Quant à la fomentation et à la lotion, leur action se borne à celle des corps réfrigérans; mais il faut tenir compte des substances animales et salines qui sont dissoutes dans l'eau de mer , et qui ne peuvent être inertes.

Je parlerai ailleurs des douches.

Le chapitre V indique les maladies auxquelles le Bain de Mer froid peut être utile, et les modifications qu'il faut suivre, suivant les circonstances, en l'administrant. Mais ce bain doit être interdit aux vieillards et aux personnes faibles et nerveuses, dans la crainte d'exposer les premiers qui manquent de chaleur et de force vitale, à des congestions internes et à l'apoplexie à laquelle ils tendent naturellement; et les dernières à des spasmes qui amèneraient du trouble dans les fonctions, et peut-être même un désordre mental.

Bain Frais.

Il est tonique comme le bain froid ; mais on le prescrit de préférence aux enfans et aux femmes qui ont une susceptibilité nerveuse extraordinaire, et chez lesquels la sensation du froid pourrait occasionner un spasme dangereux. Ainsi il doit être considéré comme le premier degré du bain froid, et convient dans les mêmes maladies.

Bain Chaud.

On a beaucoup écrit sur les bains chauds, et parlé de leur influence physiologique sur le corps vivant, en santé comme en maladie; ce qui nous a mis à même de connaître l'usage et les abus qu'en ont fait les anciens. Les athlètes épuisés et hors de combat, allaient s'y retremper, en y déposant la noble et glorieuse poussière dont ils étaient couverts; et les hommes efféminés par la débauche et la gourmandise, couraient y chercher, à la manière de Vitellius, de l'appétit et de nouvelles facultés digestives. On n'ignore point, enfin, que Rome et tous les pays qu'elle avait conquis et soumis à ses lois, avaient consacré les bains chauds à Hercule, comme au Dieu de la force et de la vigueur.

CHAPITRE X.

DOCUMENS QUI CONSTATENT QUE L'EAU DE
LA MER ÉLEVÉE A LA TEMPÉRATURE DES
DIFFÉRENTES EAUX MINÉRALES NATU-
RELLES, PEUT, DANS CERTAINES CIR-
CONSTANCES, LES ÉGALER ET LES SURPAS-
SER MÊME EN PROPRIÉTÉS MÉDICINALES,
A RAISON DE SA COMPOSITION CHIMIQUE.

L'opinion que j'émets ici est le fruit
d'anciennes études et de recherches par-
culières sur les eaux minérales qui ont
toujours constitué une ressource si pré-
cieuse de la thérapeutique ; ce n'est point
sur des bases hypothétiques que je me
fonde. J'ai interrogé la nature, et c'est
elle qui m'a répondu : Si tu veux être

utile à tes semblables, ôses proclamer une vérité qui jusqu'ici a été méconnue ou retenue captive. Je ne balancerai donc point de le dire hautement; on trouvera dans l'eau de la mer tous les principes qui composent les eaux minérales du Continent, à part quelques gaz fugaces qui sont loin de former leur essence, lorsqu'on voudra ajouter à ses propriétés médicinales ordinaires l'influence du calorique. N'est-il pas raisonnable de croire, en effet, que la mer ayant occupé successivement une grande partie de notre globe et envahissant chaque jour des terres nouvelles, elle doit renfermer les mêmes élémens chimiques que les sources minérales, et ne faire de toutes leurs espèces et variétés qu'une masse d'eau médicamenteuse, également propre à soulager les maux de l'humanité, dans tous les cas où, jusqu'ici, on a eu l'habitude de ne prescrire que séparément l'usage de ces sources?

Les volcans qui sont toujours placés au voisinage de la mer, et qui s'éteignent dès que celle-ci se retire, n'annoncent-ils pas que ses eaux sont sans cesse travaillées par des commotions électriques, et minéralisées à leur tour par les tremblemens sous-marins qui les agitent avec tant de fréquence et de fureur, surtout sous les tropiques, sur quelques côtes de la Méditerranée, si souvent couvertes des cendres et de la lave de l'Etna et du Vésuve? Quels sont les hydrochlorates, les carbonates, les hydriodates, les bromates, les sulfates, et tous les autres principes minéraux, sans en excepter les gazeux, qui ne sont point contenus dans l'eau de la mer? A-t-on pu apprécier jusqu'ici, par l'analyse même la plus complète, toutes les substances végéto-animales dissoutes dans ce vaste bassin, où nagent en permanence les trois règnes de la nature? Ces trois règnes n'y sont-ils pas charriés successi-

vement, depuis l'origine des siècles, par
ces grands fleuves et ces rivières qui y
amoncèlent journellement les débris de
de notre globe? Le principe électro-phos-
phorique dominant dans la mer, n'est-il
pas l'agent le plus actif des décomposi-
tions et recompositions qui s'y font sous
l'influence toute miraculeuse de son in-
corruptibilité naturelle, quoique tant
d'élémens de putréfaction s'y accumulent
si tumultueusement? Un composé chimique aussi merveilleux pourrait-il être
destiné par l'Auteur si bienfaisant de la
nature, à n'être d'aucune utilité pour
soulager les maux des hommes? Non, non,
les médecins français ne méconnaîtront
plus le *mare abluit* des anciens. Par un
nouveau prodige de l'industrie, le feu et
l'eau vont se réunir au sein des mers,
pour devenir des instrumens de conservation et de longévité.

Si on rencontre en Angleterre des
établissemens de bains chauds dans pres-

que tous les endroits où l'on est dans l'usage de se rendre pour prendre des Bains de Mer, on y est donc généralement convaincu que ces bains sont utiles. Pourquoi ne propagerions-nous pas en France, un genre de médication si en vogue chez nos voisins qui ont une expérience pratique, si ancienne et si éclairée; disons le mot, que la nécessité leur a imposée, puisque, d'après leur célèbre Thompson, il n'y a aucun anglais qui, dans sa jeunesse, n'ait été plus ou moins atteint de la diathèse scrofuleuse?

La doctrine que je professe, relativement aux Bains de Mer chauds, n'est point fondée sur des idées purement théoriques, ni sur des analogies forcées. Tant qu'on ne pourra refuser à l'Eau de Mer les qualités et les principes d'une eau minérale naturelle; tant qu'on verra les effets qu'on obtient chaque jour avec les Bains chauds d'Eau commune, on sera obligé de convenir que les Bains de Mer, élevés à la température des eaux thermales, peuvent être administrés avec succès dans tous les cas où, comme l'a dit Celse, « il faut procurer un grand « relâchement à la peau, y attirer l'hu- « meur corrompue et changer l'habitude « du corps. » (*Liv.* 2, *ch.* 17).

Si le calorique excite la vitalité de la peau, et la rend le siége d'une fluxion qui se manifeste par la rougeur et le gonflement des parties soumises à son action, n'est-il pas naturel de croire que s'il se trouve combiné avec les mêmes principes salins, gélatineux et gazéïformes qui constituent les eaux minérales ordi- naires, il produira le même effet théra- peutique sur l'économie humaine ; et pourra remplacer utilement celles-ci, prises à leur source, toutes les fois qu'un voyage dans des contrées lointaines et à travers une nature sauvage, âpre et ro- cailleuse, ne sera pas jugé nécessaire....

Pour ne laisser aucun doute sur le

rapport intime qui existe, à mon avis, entre l'eau de la mer et les autres eaux minérales, je regrette de ne pouvoir rapporter ici un tableau synoptique que j'avais extrait littéralement du *Précis historique sur les Eaux Minérales les plus usitées en Médecine*, publié par M. le docteur Alibert; on y aurait vu que les propriétés médicinales de ces différentes eaux sont exactement les mêmes et ne varient pas, à quelque classe qu'elles appartiennent. Ce qui aurait porté à conclure que c'est bien plus au calorique uni aux principes salins qu'elles contiennent, qu'à toute autre combinaison chimique, que les eaux minérales chaudes doivent leurs vertus, indépendamment des substances gazeuses qui ont fait donner à quelques-unes d'elles une dénomination spéciale. En effet, quelle est celle de ces eaux qui, sous le rapport de sa composition saline, pourrait être comparée à l'Eau de Mer, et lui disputer la préséance? Le calorique inné aurait-il d'autres principes cachés et plus mystérieux que celui que le génie de l'homme a dérobé à la nature?

En signalant ici aux médecins tous les avantages qu'ils peuvent retirer de l'Eau de Mer, sous la forme de bains chauds, je suis bien éloigné sans doute de vouloir porter aucune atteinte à la renommée de nos établissemens thermaux. Ce ne sera jamais celui qui a commencé sa carrière médicale à Marseille, en préconisant les vertus des eaux minérales de la Provence, et qui leur doit l'honneur d'avoir été nommé le médecin ordinaire de S. M. le Roi Charles IV, qui pourra combattre aujourd'hui leur efficacité (1). Au reste, le temps, qui est un si grand

_____

(1) Voyez les ouvrages que j'ai publiés et qui ont pour titre : *Histoire Médicale et Chimique des Bains de Gréoulx*, in-12, 1810. — *Essai Historique et Médical sur les Eaux Thermales d'Aix*, 1 vol. in-8o, Aix, 1812. — *Topographie médicale des Bains de Digne*, pour paraître incessamment.

maître pour apprécier les jugemens et les opinions des hommes, jettera un jour sur mon aperçu le voile de l'erreur, ou l'éclairera du flambeau de la vérité.

Le lot des eaux minérales sera toujours assez grand, pour qu'elles n'aient pas à craindre un funeste abandon, par la concurrence des Bains de Mer. La foule qui se précipite à Dieppe et à Boulogne, en attendant qu'elle se dirige à Marseille, n'a jusqu'ici détourné en rien les gens riches de leurs voyages aux eaux. Ne sait-on pas, d'ailleurs, que l'inconstance qui préside à tous leurs désirs, les conduit toujours, par les attraits de la nouveauté, vers les contrées lointaines et inconnues? La haute société présente-t-elle aujourd'hui autre chose qu'un tableau de pérégrinomanie, que la mode transporte sous tous les climats, et sur lequel un papillon volage a tracé, en signes hiéroglyphiques, cette maxime : *Voyages et prends les eaux, si tu veux avoir la santé...*

CHAPITRE XI.

DE LA SAISON ET DE L'HEURE LES PLUS CONVENABLES POUR PRENDRE LES BAINS DE MER ; DE LEUR NOMBRE ET DE LEUR DURÉE.

CETTE saison n'est point la même dans tous les climats. L'automne est celle que l'on choisit en Angleterre, comme la plus convenable. Sur les côtes du nord de la France, on prend les Bains de Mer vers la mi-juin; à Marseille, ils sont ouverts depuis la fin de mai, jusqu'au commencement d'octobre. Des circonstances atmosphériques, telles que des pluies et le vent du nord, peuvent abréger ce dernier terme. Mais on peut dire, en général, que dans tous les pays, c'est après le solstice d'été que l'on trouve l'eau de la mer plus chaude, par l'effet du calorique qui s'échappe de la terre, après y avoir été accumulé durant la canicule.

Toutes les heures de la journée, depuis le lever du soleil jusqu'à son coucher, peuvent être bonnes pour prendre les Bains de Mer. Il faut seulement observer que l'estomac soit vide, ou que la digestion soit faite si on n'est pas à jeun. Les localités déterminent encore le choix de l'heure pour les bains. Ainsi à Dieppe, c'est depuis neuf heures jusqu'à midi que l'on se rend à la mer; à Marseille, c'est le soir; à trois heures l'eau y paraît la plus chaude. Les côtes de l'Océan, sujettes au flux et au reflux, ne peuvent être assimilées à celles de la Méditerranée, où le rivage est continuellement libre et ouvert à toute heure du jour

aux baigneurs. Quels avantages donc cette
dernière mer ne leur présente-t-elle pas,
sous le simple rapport de la commodité
et de l'agrément ?

Le bain froid pourrait devenir subitement mortel, si lorsqu'on s'y plonge,
l'estomac était chargé d'alimens. C'est
une circonstance à laquelle il faut faire
attention , même pour le bain chaud.

Les personnes robustes et vigoureu-
ses peuvent prendre les Bains de Mer le
matin, à jeun, ou le soir; mais celles
qui sont faibles et délicates doivent dé-
jeuner après avoir fait une petite pro-
menade au bord de la mer, et ne se rendre aux bains que vers midi. Elles doivent toujours se lever de bonne heure,
parce que rien ne débilite plus que le lit,
après le sommeil naturel. Les hommes
qui auraient commis quelque intempé-
rance la veille , doivent retarder leur
bain jusqu'à midi; ceux qui mangent
beaucoup et qui dînent tard, ou qui ont

été très-fatigués durant le jour ; doivent s'abstenir de prendre le bain le soir. Les jeunes gens, au contraire, qui sont très-sobres, et qui prennent à cette heure les bains pour leur plaisir, y trouvent un délassement qui amène un profond sommeil durant la nuit. C'est, sans doute, ce qui avait fait dire à Horace :

Ter uncti
Transnanto Tiberim somno quibus opus est alto.

On sait que si un malade était dans le cas de prendre les Bains de Mer chauds à domicile, toute saison lui serait indifférente ; et que même au cœur de l'hiver il pourrait y recourir, en prenant les précautions nécessaires.

Le nombre des Bains de Mer doit toujours être proportionné à l'âge, au sexe des malades, à la force de leur constitution et à leur état morbide. Ainsi une diathèse scrofuleuse ou lymphatique, accompagnée de glandes au cou ou de tumeurs aux articulations, peut exiger trente à quarante bains ; tandis qu'une maladie moins grave n'en réclame que le quart ou la moitié. Les constitutions délicates se reposent de deux jours l'un ; mais les personnes bien portantes peuvent prendre les bains tous les jours. Au reste, c'est au médecin inspecteur à tracer des règles fixes sur ce point; il doit y avoir autant de méthodes que d'individus. Il serait très-imprudent que tous les malades prissent à volonté un nombre plus ou moins indéterminé de Bains de Mer, comme peuvent le faire impunément ceux qui jouissent d'une bonne santé, et qui, à raison de l'habitude qu'ils en ont contractée dès leur enfance, sont à l'abri de tout danger.

La durée d'un Bain de Mer ne peut point être limitée avec précision : douze à quinze minutes suffisent ordinairement pour les enfans ; trente pour les adolescens; trois quarts d'heure à une heure pour les adultes forts et vigoureux. Dans un âge un peu plus avancé, on ne doit pas le prolonger plus d'une demi-heure; en général, il ne faut jamais attendre dans le bain le deuxième frisson. L'effet du bain froid se manifeste promptement sur les systèmes nerveux et dermoïde; il fortifie, il stimule; mais s'il était trop prolongé, en contractant les vaisseaux sanguins extérieurs, il pourrait faire refluer le sang à l'intérieur et occasionner des congestions mortelles.

On a demandé s'il fallait préférer une seule immersion à plusieurs immersions successivement répétées. Cette dernière méthode ne peut qu'affaiblir les malades, parce qu'elle leur fait perdre une trop grande quantité de calorique; elle est d'ailleurs inutile, puisque la réaction occasionnée par le bain froid, est le résultat du moment même de l'immersion. Cependant, il est des cas où l'on peut prolonger cette immersion sans ressentir aucun effet débilitant. La sensation du froid que l'on éprouve doit être, à cet égard, la règle générale. Les Anglais, qui font un usage si fréquent des Bains de Mer, n'y restent que fort peu de temps ; ce qui nous prouve qu'ils doivent avoir reconnu l'excellence de cette méthode ; cependant il vaudrait mieux, sous tous ces rapports, rester complètement immergé dans l'eau, que de s'y plonger à plusieurs reprises. Dans le premier cas, la chaleur à la surface du corps est beaucoup plus vive.

Quant à la durée du Bain de Mer chaud, elle peut n'être pas limitée, comme celle du bain froid. On n'a pas à craindre ici les mêmes inconvéniens que dans ce dernier, c'est pourquoi on doit suivre dans son administration, la pratique usitée pour les eaux thermales ou pour les bains ordinaires. Cependant ce bain devrait être très-court, si on le prenait dans l'intention d'arrêter une sueur trop abondante, par atonie de la peau ; car c'est moins au calorique qu'aux substances salines que l'on doit avoir recours en pareil cas. En effet, si l'histoire d'Æson, rajeuni par l'usage des bains médicinaux de Médée, semble nous démontrer, par une allégorie, la propriété qu'a le bain chaud de retarder les progrès de la vieillesse, qui arrive toujours par le défaut d'activité de la transpiration cutanée, nous devons croire, à plus juste raison, que les Bains de Mer chauds, en redonnant de la force au système dermoïde, préviendront la sècheresse et l'aridité de la peau, et partant la décrépitude.

C'est ainsi que le célèbre Franklin ayant pris, par les conseils de Darwin, deux fois la semaine un bain chaud, fut assez heureux pour prévenir les effets de la vieillesse, dont il sentait déjà les approches, et qu'il parvint, par l'usage qu'il en fit jusqu'à sa mort, à un âge très-avancé.

CHAPITRE XII.

DE LA MANIÈRE DE PRENDRE LES BAINS DE MER, ET DES PRÉCAUTIONS QU'ILS NÉCESSITENT.

Il y a des règles importantes pour l'administration des Bains de Mer. On connaît tous les effets dangereux de l'eau froide prise à l'intérieur, lorsque le corps est échauffé. L'immersion dans ce liquide serait alors bien plus funeste, et l'histoire nous a instruit du péril que courut Alexandre pour s'être baigné tout en sueur dans les eaux de Cydnus. Un Bain de Mer pourrait, dans ces circonstances, devenir mortel ;

mais une chose digne d'être observée,
c'est qu'il y aurait beaucoup à craindre
si on se plongeait dans l'eau froide, même
après que le corps échauffé, par l'exercice, aurait eu le temps de se refroidir;
parce que l'énergie vitale ne pourrait
alors résister à la faiblesse et à la débilité qu'auraient occasionné le bain froid
et la perte de la chaleur naturelle. Ainsi
il importe de ne point faire de violens
exercices ni de fortes promenades à
pied, avant de prendre un Bain de Mer,
quoiqu'un exercice modéré ne doive point
être interdit, attendu qu'on augmente
par là l'action du système vasculaire,
la chaleur, et la réaction qui suit pour l'ordinaire le saisissement qu'on éprouve
en s'immergeant dans le bain froid.

C'est un précepte généralement reçu,
qu'il ne faut jamais se plonger dans la
mer lorsqu'on a froid. On pourrait en
ressentir un effet aussi funeste que si
l'on usait d'un bain froid durant le fris-

son d'une fièvre intermittente ; tandis que l'on arrête les progrès de cette maladie par des aspersions d'eau froide faites à la méthode de Giannini, sur le corps d'un fébricitant, dans le moment même du paroxisme en chaud.

L'usage où l'on a toujours été à Marseille, de prendre les Bains de Mer sur le rivage, si exposé au vent du nord ou à celui de sud-ouest, avant les établissemens de MM. Vailhen et Giraudy de Bouyon, a dû beaucoup nuire à la réputation de ce puissant agent thérapeutique. Le plus grand nombre des baigneurs ne pouvant s'y rendre qu'à pied ou en bateau, éprouvait dans ces deux cas un refroidissement ou une sueur, qui devenaient évidemment contraires aux dispositions préalables qu'exigent les Bains de Mer. De là, sans doute, la prudente réserve des médecins pour prescrire ce genre de médication ; et le peu de vogue populaire qu'il a toujours eu à Marseille jusqu'à ce jour.

Chaque baigneur devrait être muni d'une robe de flanelle, et s'en couvrir immédiatement après s'être déshabillé et avant de se plonger dans l'eau, afin de diminuer le saisissement de l'immersion, et d'éprouver la chaleur salutaire qui doit accompagner le Bain de Mer ; car si cette chaleur ne revenait point, il faudrait alors sortir de l'eau, dans la crainte de quelque accident funeste, résultat d'une congestion sanguine à l'intérieur.

Dans l'état actuel de notre civilisation, et sous un climat aussi variable que le nôtre, rien ne peut être ici minutieux ni inutile. La susceptibilité nerveuse des habitans du Midi est trop prononcée, pour croire que les Provençaux puissent jamais imiter les Russes et les Finlandais, qui en sortant de leurs étuves, le corps rouge comme des écrevisses, vont impunément se rouler sur la glace ou dans la neige. Malheur à celui qui voudrait

en France suivre un exemple de sauva-
gerie aussi périlleux.

L'habitude de plonger la tête la première, en entrant dans la mer, et in-
troduite sans doute par les guides baigneurs, afin de rendre leurs services
plus nécessaires, est on ne peut plus
détestable. Elle peut seule donner lieu
aux fréquens maux de tête dont se
plaignent quelques personnes qui prennent les bains. Mais pour empêcher la
respiration de devenir convulsive, il faut
que tout le corps, y compris la tête, se
trouve promptement couvert d'eau.

Au sortir du bain, on doit s'envelopper
de la robe de flanelle dont j'ai déjà parlé,
ou d'une couverture de laine, pour ne pas
éprouver trop fortement le frisson qui se
manifeste toujours avant qu'on ait repris
ses habillemens, et que la partie supérieure du corps soit couverte (1). La fla-

_____

(1) Le costume des femmes qui prennent de
Bains de Mer à Dieppe, consiste en une robe de

nelle ayant la propriété d'absorber l'humidité, de prévenir son évaporation et la perte de la chaleur, qui ne manque pas d'avoir lieu lorsqu'on s'essuie, fournit le moyen de se dérober à une sensation aussi désagréable. On peut d'ailleurs se dispenser de bien sécher la surface du corps, puisqu'on sait par expérience qu'on peut rester mouillé d'eau de mer sans courir le danger de contracter des douleurs rhumatismales comme avec une eau ordinaire.

flanelle qui s'attache au cou et aux jambes. « Le « plus élégant costume de l'année 1813, nous dit « le docteur Guigou, de Livourne, était celui de « Mme la Comtesse Mozzi, vêtue d'un pantalon de « guingans cousu au corsage, comme un habit « d'enfant, et si diversement colorié, qu'il réflé- « chissait comme le caméléon, lorsqu'on l'expose « à la lumière, toute sorte de couleurs. Sa coiffe « était de taffetas ciré vert, ornée d'une petite gar- « niture déchiquetée, qui, jointe au brillant de « ses yeux, lui donnait un aspect tout-à-fait marin; « on aurait dit que c'était le Phoque, ou mieux « encore une Sirène. »

Les personnes robustes peuvent prendre, après le bain, un exercice modéré ;
mais celles qui sont faibles et valétudinaires doivent éviter de s'exposer aux
rayons du soleil, pour ne pas exciter
une transpiration abondante qui ne pourrait que les affaiblir. L'usage de se mettre
au lit après le bain ne peut qu'être nuisible, et ne peut être permis qu'à ceux
qui ayant resté long-temps dans le bain,
éprouvent des frissons alarmans. L'ali-
tement devient alors un moyen très-favorable au rappel de la chaleur vitale,
surtout s'il est aidé de l'application d'une
vessie remplie d'eau chaude sur le creux
de l'estomac. Une infusion de thé et de
toute autre plante aromatique, prise en
sortant du bain, fait cesser également le
frisson qui en est la suite.

Les pesanteurs habituelles de la tête
et les prédispositions à l'apoplexie contre-
indiquent l'usage du bain froid; il pourrait
provoquer des hémorragies cérébrales.

Cependant la céphalalgie qui se déclare chez les personnes du sexe faibles et délicates pour avoir resté long-temps dans l'eau, et qui a son siége à la partie postérieure de la tête, comme celle qui est produite par une affection hystérique, se guérit en excitant l'estomac par quelque boisson théiforme, et en se couvrant la tête d'un épais bonnet de laine en sortant du bain. On verra diminuer cette douleur, à mesure que le système se fortifiera par l'usage du bain.

Les serre-têtes en taffetas gommé doivent être interdits dans les établissemens de Bains de Mer. Ils sont dans le cas de provoquer des céphalalgies intenses; et pour les prévenir, on doit toujours se mouiller la tête en se plongeant dans l'eau. Cullen et Buchán citent de nombreux exemples de guérisons semblables par l'effet de cette ablution. La tête a besoin d'être rafraîchie comme toutes les autres parties du corps; et la nature prévoyante emploie la fraîcheur qui résulte de cette ablution comme un préservatif du rhume.

Les excès dans le boire et le manger doivent empêcher de se baigner le lendemain matin. L'engourdissement et la faiblesse générale du système ne pourraient qu'augmenter par l'immersion dans l'eau froide; et nul doute que, faute d'observer ces précautions, on ne compte chaque année plusieurs accidens. L'exercice de la chasse et de la danse doit être encore interdit aux baigneurs, pour ne pas trop diminuer la force vitale dont ils ont un si grand besoin en prenant les bains froids.

Il serait bon de préparer les personnes faibles et cacochymes par des bains chauds, dont la chaleur serait graduellement diminuée à la température de l'eau de mer, afin de ne pas les exposer aux incommodités qui pourraient suivre leur immersion brusque et non graduée dans ce fluide. Mais un bain un peu plus chaud que l'eau de mer devient nécessaire aux enfans, pour les accoutumer

par gradation aux Bains de Mer. Quand
on connaît toute la sensibilité de ces
jeunes créatures, et la répugnance eu
général qu'elles montrent pour l'eau
froide, ce qui va quelquefois jusqu'à
l'horreur, on doit trembler, en les y immergeant, de les voir attaquées de convulsions. L'hygiène publique et la médecine
exigent sur ce point une réforme dans
l'usage de nos bains ; et l'on guérirait bien
plus de maladies des enfans, en les
soumettant d'abord à l'usage des Bains
de Mer chauds, avant de les faire passer,
sans intermédiaire, à une température
qui leur paraîtra toujours glaciale par le
défaut d'habitude, et par rapport à leur
grande sensibilité. La coutume des peuples du Nord, à cet égard, ne saurait être
naturalisée dans nos climats, parce que le
ciel qui favorise la croissance du gigan-
tesque chêne de la Germanie, sera toujours infécond pour faire fleurir l'arbre
à pommes d'or du jardin des Hespérides.

CHAPITRE XIII.

DE L'EAU DE MER PRISE INTÉRIEUREMENT ;
ET DE SON USAGE A L'EXTÉRIEUR, COMME
REMÈDE TOPIQUE OU CHIRURGICAL.

La composition chimique de l'Eau de
Mer , sans compter tous les principes
que l'analyse n'y a pas encore décou-
verts, nous indique suffisamment de quel
secours elle peut être encore en médecine, si on la prend en boisson. On sait
par expérience dans l'économie agricole,
que le sel guérit la clavelée des mou-
tons ; et que les bestiaux du voisinage
de la mer , qui usent de fourrages habituellement salés, jouissent d'une santé

et d'un embonpoint que n'ont point les
troupeaux qui paissent sur les montagnes
les plus fertiles. Au rapport des voya-
geurs, les animaux sauvages de l'intérieur de l'Afrique viennent souvent boire
l'eau de mer; et l'on se sert du sel comme
d'un appât pour prendre les chevaux qui
vivent en pleine liberté dans les forêts et
les savannes de l'Amérique. En France,
les pigeons et les autres oiseaux de la
campagne ne se montrent pas moins
friands du sel.

Cette substance est également utile
à l'homme. Elle excite et entretient l'appétit, détruit les indigestions et corrige
la paresse des intestins. On sait avec
quelle ardeur les gastronomes recher-
chent les huîtres, les coquillages, les
fruits et les légumes qui naissent et croissent sur le bord de la mer. Le sel favorise, en outre, la transpiration; et ceux
qui s'en abstiennent entièrement ont la
peau collante et une sueur acide et fé-

tide. Enfin, la conservation des viandes fraîches par la salaison, et les embaumemens auxquels cette dernière a été si souvent employée, même en Égypte, nous prouvent de quelle utilité le sel peut être pour les corps vivans.

On pense assez généralement que le muriate de magnésie qui se trouve en abondance dans l'eau de mer, est un de ses principes curatifs les plus énergiques. C'est ce sel qui donne un goût d'amertume à cette eau, et qui excite la soif de ceux qui en ont bu. Les autres composés salins, gazeux, oléagineux, iodurés et phosphoreux, ne doivent pas être considérés comme inertes et impropres à exercer une action salutaire sur l'économie animale.

Il y a des auteurs qui ont conseillé de prendre le soir en se couchant une demi-pinte d'eau de mer; et le lendemain matin une autre demi-pinte, qu'on coupe avec l'eau bouillante pour la rendre tiède. Pris de cette manière, ce pur-

gatif n'excite aucune selle pendant la
nuit. Cette dose peut être appropriée
aux tempéramens du Nord, mais elle
me paraît trop forte pour les habitans
du Midi ; leur sensibilité est trop vive,
pour qu'elle ne produise pas une super-
purgation. Un à deux verres, mêlés à
autant de verres d'eau commune, suffisent pour obtenir l'effet désiré. Ce
purgatif doit toujours précéder l'usage
des Bains de Mer.

Les tempéramens lymphatiques ou
pituiteux s'accommodent mieux de ce
cathartique que les constitutions irri-
tables et nervo-bilieuses. On aide son
effet par une légère infusion de séné,
ou une cuillerée de teinture de rhubarbe,
et on combat la soif que ce purgatif excite par l'usage de l'eau de riz, d'orge,
ou l'orangeade. Le jour qu'on a pris
l'eau de mer, on s'abstient du déjeûner
ordinaire pour éviter les aigreurs, qui
toutefois sont combattues dans ce cas

par un peu de gomme arabique , qui fa-
cilite l'assimilation des alimens. Un verre
d'eau de mer, pris de temps en temps à
jeun, est le poison radical des vers ascari-
des. On donne ce remède avec le plus
grand succès dans les affections scrofuleuses, et on le continue ainsi, à petite dose,
pendant fort long-temps; on l'associe au
lait ou à l'eau commune , afin d'en faci-
liter la boisson aux enfans. Russel nous
a conservé les effets miraculeux qu'il en a
obtenus dans les maladies glanduleuses.
Depuis longues années j'ai suivi son
exemple; et j'ai eu les plus beaux résultats dans ma pratique. L'eau de mer
guérit, prise à l'intérieur, les affections
cutanées qui seraient irritées par les
bains, et réussit très-bien dans quelques
paralysies. On lit dans Speed, l'observation d'un vieillard qui se délivra de
douleurs néphrétiques, dont il avait été
tourmenté pendant quarante ans , en
buvant de l'eau de mer, qui lui fit ren-

dre une très-grande quantité de sable et de gravier.

L'atrophie des enfans, vulgairement appelée chartre ou carreau, qui dépend de l'obstruction des glandes du mésentère et de l'atonie des absorbans, se guérit par l'usage de l'eau de mer, pourvu que la fièvre hectique ne soit point encore déclarée, ainsi que le dévoiement avec ulcération présumée des intestins, parce qu'alors elle serait nuisible; et qu'il vaudrait mieux, en désespoir de cause, la remplacer par la simple eau ferrée, dont on a aussi vu, en pareil cas, de si heureux effets.

Il n'est point indifférent de prendre l'eau de mer sur le rivage ou à sa surface. Ceux qui doivent la boire, doivent la faire puiser à une grande profondeur et à une certaine distance de la terre. Au moyen de cette précaution, cette eau n'aura point le goût désagréable et nauséabonde qui lui est communiqué par les

substances animales et végétales en putréfaction qu'elle contient et qui surnagent.
Si on puisait l'eau de mer à l'embouchure
des grands fleuves et des grandes rivières,
elle serait moins salée, et pourrait être
sans effet. On épure cette eau en la laissant reposer pendant douze heures ; et si
on la soutire par les parties inférieures du
vase qui la contient, son goût désagréable
sera beaucoup moins sensible.

Pour ne pas entrer ici dans de plus
grands détails, au sujet de l'emploi médical de l'eau de mer ; je dirai qu'on
peut la prescrire comme tonique, apéritive, fondante et résolutive dans une
infinité de maladies. C'est aux médecins
éclairés et prudens qui habitent les côtes
maritimes, et qui sont familiers avec
ce genre de médication, à en prescrire
l'usage, et à en déterminer l'opportu-
nité. Enfin, on emploie tous les jours
avec les plus grands avantages l'eau de
mer comme remède externe ou chirur-

gical, dans les entorses, les foulures, les échimoses et les contusions. Elle améliore l'état des ulcères atoniques d'une nature scrofuleuse; elle réussit également comme résolutive, dans le traitement des tumeurs blanches des articulations, des glandes du cou, des relâchemens de l'utérus et de quelques affections de la peau du genre cancroïde. Les lotions et les ablutions chaudes faites avec l'eau de mer m'ont toujours paru efficaces dans la teigne ; mais il faut les accompagner de l'usage de cette eau à l'intérieur.

C'est pour suppléer à l'eau de mer, que, durant les guerres de la révolution, on a prescrit dans les hôpitaux militaires l'eau marine pour le pansement des plaies ; elle servait à raviver les chairs et à combattre, sans doute, la dégénérescence putride vers laquelle elles ne pouvaient que tendre, d'après toutes les causes débilitantes qui, à cette époque, aggravaient l'état des malheureux blessés.

CHAPITRE XIV.

CONSIDÉRATIONS GÉNERALES SUR L'UTILITÉ DE L'EAU ET DES BAINS DE MER, COMME MOYEN HYGIÉNIQUE.

Si la civilisation a beaucoup perfectionné le moral de l'homme, disons-le avec douleur, son physique en a subi une bien étrange dégradation : les progrès du luxe, ses besoins sans cesse renaissans, l'habitation toujours plus ou moins insalubre des grandes villes et de l'air qu'on y respire, n'ont pas tardé à introduire une altération profonde dans le système entier de son économie. De là, la nécessité d'arrêter et de combattre cette énervation sociale, par un des moyens les plus puissans que nous fournit l'hygiène. Sous ce rapport, rien n'est comparable aux Bains de Mer : leur action tonique et fortifiante redonne à la peau son irritabilité première; la rend moins susceptible et moins impressionnable ; et conséquemment plus propre à résister aux variations de l'atmosphère. On prévient d'ailleurs, par les Bains de Mer, l'épuisement et la faiblesse qui sont la suite, dans les pays chauds, des sueurs excessives qu'on y éprouve durant l'été, et qui y débilitent d'une manière si marquée les fonctions digestives. C'est par ce moyen hygiénique, que sous l'influence si pernicieuse des tropiques, on préserve aujourd'hui un grand nombre des habitans des Antilles, des soldats qui y sont en garnison et de matelots étrangers, des atteintes des maladies locales pour l'ordinaire, si promptement funestes aux non-acclimatés, comme on peut le voir dans l'ouvrage que je viens de publier sur la Fièvre jaune et le Cholera morbus (1).

Il n'est aucun âge de la vie, aucune condition qui ne puisse retirer dans tout le Midi, et principalement sur les côtes de la Provence, de grands avantages des Bains de Mer; mais ce sont, surtout, les enfans faibles et valétudinaires; les jeunes demoiselles cacochymes, qui ont une tendance au rachitisme et à la phthisie, qui en ressentiront les effets préservatifs les plus salutaires, si toutefois, avant de les immerger dans l'eau froide, on les accoutume chaque jour, comme je l'ai déjà dit, par des bains tièdes et graduellement refroidis, à supporter par la suite, sans

---

(1) *Guide Sanitaire des Gouvernemens Européens, ou Nouvelles Recherches sur la Fièvre jaune et le Cholera morbus*, orné de 22 planches lithographiées et coloriées, 2 vol. in-8o. Paris, 1826. — Prix 16 f, chez CRÉVOT, Libraire-Éditeur, et à Marseille, chez tous les Libraires.

répugnance et sans appréhension , la température ordinaire de l'eau de mer ; car
les philosophes qui ont voulu conseiller,
autrefois , aux Français d'imiter, pour
leurs enfans, la conduite de certains peuples du Nord , aussi barbares sur ce
point que les ours de leurs forêts, avaient
méconnu la nature, et ne pouvaient être
que de grands insensés.

Enfin si, comme l'expérience nous le
prouve, les Bains de Mer sont aptes à
guérir beaucoup de maladies , ne contri-
bueront - ils pas plus facilement à les
prévenir? Et l'art de conserver la santé
pourrait-il être aujourd'hui d'une plus
difficile exécution que celui de la rétablir?

Je pourrais faire ici les mêmes ré-
flexions relativement à l'usage de l'eau
de mer prise à l'intérieur, dans certaines
saisons, et à titre de remède hygiénique.
Les personnes qui ont des empâtemens
dans les viscères abdominaux, et de
l'inappétence , en ressentiraient les meil-

leurs effets, si, par intervalles, ils recou-
raient à cette eau, comme apéritive et
fondante : car bien des fois le système
viscéral tombe dans une atonie qui se
communique bientôt aux absorbans, d'où
résultent tour à tour des obstructions
et des embarras dans les vaisseaux chyli-
fères qui altèrent profondément les fonctions nutritives. Les goutteux et les rhu-
matisans pourraient toujours retarder
leurs accès, ou en diminuer la durée,
s'ils avaient soin de se purger tous les
mois avec l'eau de mer. Les personnes
qui se plaignent si souvent d'être fatiguées
par la bile, soulageraient leur estomac,
en prenant à jeun quelques tasses d'eau
de mer alongée d'eau commune. J'ai
fait connaître ci-dessus les avantages de
l'usage interne de l'eau marine dans les
affections de la peau; elle peut donc
contribuer à prévenir leur explosion
lorsqu'il n'en existe encore que des traces
Elle n'en sera pas moins utile dans toutes.

les prédispositions lymphatiques qui dégénèrent si promptement en scrofules. J'abandonne à la perspicacité des hommes de l'art rapprochés des côtes maritimes (puisque l'eau de mer ne peut guère être transportée à l'intérieur sans se corrompre) tous les autres cas pathologiques où ils pourront en prescrire l'emploi. Je n'ai fait que tracer par des jalons une route qu'ils agrandiront sans doute bientôt, en la parcourant avec non moins de gloire que les Russel, les Buchan et les Delpech, puisque le génie et la science ne sont ici fondés que sur l'observation.

La médecine physiologique dont les progrès vont toujours croissans, ne repousse point une méthode thérapeutique qui tend si évidemment à la dérivation, et qui appelle sur l'organe cutané, d'une manière si efficace, les irritations internes, causes ordinaires de tant de maladies.

CHAPITRE XV.

DES DOUCHES.

—

L'APPAREIL, le mode d'administration de la douche, ses effets physiologiques et les circonstances qui en déterminent l'usage, sont depuis long-temps connus. La colonne d'eau qui la forme a une hauteur variée, par exemple, depuis trois jusqu'à douze pieds, et sa force de percussion est toujours proportionnée au diamètre de son calibre. On peut donner au tuyau conducteur différentes directions; de là, les douches descendantes, latérales et ascendantes. Lorsqu'il faut frapper des parties très-douloureuses, comme dans les affections cutanées, on termine l'ajutage des deux premières douches par une pomme d'arrosoir, ce qui nous donne alors l'irrigation des anciens. L'ouverture de l'ajutage est ordinairement de six à douze lignes. Quoique l'on regarde aujourd'hui la percussion de la douche comme le principal élément de son action, on ne peut disconvenir cependant que la douche d'eau de mer n'ait, de sa nature, une vertu pénétrante toute particulière. Elle réveille la sensibilité engourdie des vaisseaux, en excitant et chassant les fluides qui les engorgent. Elle deviendrait conséquemment nuisible, dans le cas où les tumeurs qu'on voudrait dissoudre pourraient être critiques. Les gonflemens œdemateux qui sont la suite des entorses et des foulures; ceux qui reconnaissent une cause lymphatique; les glandes cervicales et inguinales indolentes; les tumeurs blanches du coude et du genou, lorsque la sensibilité y semble éteinte, sont traités avec succès par les douches

descendantes. Les maladies du rectum,
du vagin et du périnée réclament l'emploi de celles qui sont ascendantes.

On peut diviser les douches comme
les bains, par rapport à leur température,
en froides, chaudes, tempérées; mais
cette modification ne change en rien leur
mode d'action spécifique qui doit toujours se rapporter entièrement à la percussion, dont le principal bienfait est
une excitation organique et nerveuse
locale, puis générale. Néanmoins, dans
la thérapeutique, on établit encore
aujourd'hui une différence entre la douche froide et la douche chaude. Ainsi,
dans la stupeur maniaque, dans la mélancolie, on administre la première
comme excitante; si on l'unit au bain
chaud, on lui fait produire une influence
sédative sur les fonctions cérébrales
exaltées ou désordonnées, en observant
toutefois que les aliénés ne soient ni trop
pléthoriques ni trop débiles.

La douche ou l'injection d'eau de mer dans le vagin est très - utile pour prévenir les avortemens qui dépendent de la faiblesse des fibres de la matrice. Le docteur Guigou en cite plusieurs exemples.

Les douches chaudes sont toujours excitantes, c'est pourquoi elles sont employées avec avantage dans les hémiplégies et les paralysies qui ne proviennent point d'une attaque d'apoplexie , mais d'une cause externe ou purement nerveuse. Elles ont été quelquefois efficaces dans l'amaurose récente, dans quelques cas de surdité , de mutité, d'aphonie et de danse de Saint - Guy ; elles réussissent très-bien dans les rhumatismes et sciatiques chroniques , et dans la luxation spontanée du fémur commençante. On les emploie aussi comme toniques et détersives dans le relâchement de la matrice et des ulcérations du canal intestinal.

Enfin, les sulfures de potasse dissous
dans l'eau de mer , rendent les douches
chaudes plus efficaces , lorsqu'on a besoin d'exciter la transpiration cutanée,
indépendamment de la grande énergie
qu'elles retirent des substances salines
qui sont si abondantes dans l'eau marine
qui les compose. Si l'expérience nous a
déjà prouvé que cette addition des sulfures, a une action très-marquée dans les
bains ordinaires , pourrait-on douter un
instant qu'ils ne deviennent plus efficaces encore par leur mélange avec l'eau
de mer? La nature a déjà donné tant de
principes médicamenteux à cette eau ,
que l'art ne saurait ici dans cette circonstance en altérer les vertus. D'ailleurs ,
l'exemple des bains de Balaruc, que tout
démontre n'être qu'une eau marine provenant de l'étang de Thau , ne pourra
que confirmer de plus en plus mon opinion.

CHAPITRE XVI.

DE LA NATATION.

Un léger aperçu sur l'utilité de la natation, comme moyen gymnastique propre à fortifier la santé des enfans, ne saurait être étranger au *Manuel des Bains de Mer* que je publie. Si cet exercice a de grands avantages pour les riverains des fleuves et des étangs, de quelle importance ne doit-il pas être pour les habitans des côtes maritimes? Les législateurs anciens avaient introduit la natation dans leurs institutions sociales, comme un objet d'utilité publique, et l'on sait qu'à Rome on disait d'un homme ignorant, qu'il ne savait *ni lire ni nager*. Aussi les soldats de cette reine du monde ne furent jamais arrêtés par les débordemens des fleuves et des rivières ; ils marchaient, pour ainsi dire, sur l'eau, comme ils le faisaient sur le chemin ordinaire de leur gloire et de leur immortalité.

L'homme qui nage met tous les muscles de son corps en mouvement; il rend son appétit plus vif, il fortifie sa constitution, il élabore un meilleur chyle, il obtient une sanguification plus parfaite, et une énergie morale et physique qu'on ne trouve pas chez celui qui ne s'est jamais livré à cet exercice. Nul doute que si la natation était d'un usage plus général parmi les enfans des grandes villes maritimes, on ne vît bientôt diminuer chez eux le nombre des maladies scrofuleuses et les phthisies auxquelles ils sont ensuite si souvent exposés dans l'âge adulte. Si le rachitisme semble aujourd'hui dis-

paraître en Angleterre, on ne peut que
l'attribuer à l'art de nager, qui est si généralement répandu dans toutes les classes de citoyens qui avoisinent la mer.
Disons-le ici, un Bain de Mer ordinaire
sera toujours beaucoup inférieur à celui
que l'on prend en nageant. Dans ce dernier, le développement des forces musculaires provoque, excite et réveille
l'action du système absorbant et cutané;
le poumon respire une plus grande quantité d'air vital, et se fortifie. La poitrine
se dilate, les articulations deviennent
plus libres, plus flexibles, et le cerveau
en recevant dans la position horizontale
une plus grande quantité de sang, augmente d'énergie, et exerce une influence
nouvelle et plus stimulante sur le reste
de l'économie.

Ce serait une mesure bien conserva-
trice de l'espèce humaine, et bien propre à favoriser son amélioration, si tous
les chefs des pensionnats et des colléges

riverains de la mer introduisaient la natation dans leurs établissemens. Cet exercice vaut bien ceux de la danse, de l'es-
crime, de l'équitation, de l'escarpolette,
de la balançoire, et tous les autres jeux
du gymnase qu'on cherche aujourd'hui
à ressusciter, à l'imitation des anciens,
afin de s'opposer à notre dégénérescence
sociale. Ainsi ce serait par la voie d'un
plaisir innocent, et qui tendrait vers un
but utile, que l'hygiène et la médecine
parviendraient à répandre sur l'enfance
des bienfaits qui jusqu'ici lui ont été
inconnus. En effet, les auteurs qui s'oc-
cupent de l'Orthopédie, n'ont garde de
négliger la natation, toutes les fois que
leurs établissemens sont rapprochés des
côtes maritimes. Indépendamment qu'ils
trouvent dans l'eau de la mer, un genre
de médication si bien approprié à la cause
originelle de la maladie qu'ils combattent,
ils retireront un grand secours de l'action
des vagues et du mouvement des flots.

CHAPITRE XVII.

OBSERVATIONS CLINIQUES.

————

N° 1. *Dartre*. — Un homme avait porté, pendant tout l'hiver, une dartre d'une couleur paille qui lui couvrait le visage. Au printemps, mon ami le célèbre docteur *Wilmot* lui fit prendre, deux fois par jour, un électuaire fait avec l'antimoine et l'eau de mer, tous les matins. Le malade, qui avait fait en vain usage de la chair de vipère pendant l'hiver dernier, fut bientôt rétabli par la vertu de ces remèdes. (*Russell.*)

N° 2. *Lèpre.* — Une demoiselle juive, âgée de 14 ans, nubile depuis deux, bien constituée et d'un caractère gai, fut attaquée d'une éruption croûteuse qui se manifesta aux bras et aux bouts des seins. Il sortait de ces croûtes une humeur gommeuse qui tachait la chemise et procurait une grande démangeaison. Son caractère devint taciturne, querelleur; elle pleurait pour la moindre chose. Malgré tous les remèdes administrés extérieurement et intérieurement, la maladie fit des progrès : tout le corps se couvrit de croûtes, excepté le visage, et tandis qu'elles se guérissaient d'un côté, par les pommades soufrées, de nouvelles plaies se formaient à d'autres parties. Au printemps de 1812, la malade fit usage des Bains de Mer mitigés, qui la guérirent complètement. (*Guigou.*)

N° 3. *Lèpre.* — Une lèpre aride et sèche avait envahi la tête et presque toutes les articulations d'un homme. Des taches lépreuses couvraient encore différentes parties du corps. Le cas était des plus graves, et on ne pouvait pas admettre des probabilités de guérison,

si le malade ne persévérait dans son traitement qui ne pouvait être que fort long.
Pendant neuf mois, et sans interruption,
il but, tous les matins, une livre d'eau
de mer, au bout duquel temps sa santé
fut entièrement rétablie. (*Russell.*)

N° 4. *Lèpre humide.* — Une femme
d'apparence scorbutique, était affectée,
depuis dix-neuf ans, d'une lèpre humide. Un très-grand nombre de remèdes avaient été employés, mais inutile-
ment, pour combattre cette maladie. Il
se faisait par la peau qui en était presque
inondée, un écoulement très-abondant
d'humeurs, principalement vers la tête,
la face et le cou; derrière les oreilles,
existaient des tumeurs tellement proé-
minantes, que celles-ci faisaient une saillie
si grande et si insolite, qu'elles ressem-
blaient exactement aux oreilles que les
poètes ont données aux Satyres. De plus,
tout le corps avait une apparence dif-
forme et dégoûtante.

Je lui conseillai l'usage des antiscor-
butiques avec celui de l'Eau de Mer.
Le traitement fut confié au chirurgien
Newington. Il fut si heureux, qu'après
avoir fait usage de l'Eau de Mer, seulement pendant deux mois, cette femme
revint en santé, et aujourd'hui, un an
après l'entière guérison, elle n'a pas
éprouvé la moindre apparence de récidive. (*Russell.*)

N° 5. *Cancer.* — M. l'abbé B.., âgé
d'environ trente ans, d'un tempérament
très-irritable, portait au cou, vers la
parotide gauche, une tumeur dure, indo-
lente, de la grosseur d'une amande. Elle
s'accrut successivement et devint d'a-
bord grosse comme une noix, ensuite
comme un œuf d'oie, et puis comme le
poing. Dans cet état, elle était entourée
de nombreux vaisseaux variqueux et le
siége de douleurs lancinantes. Divers
linimens volatils camphrés, des remèdes
fondans, n'avaient produit aucun chan-

gement dans cette tumeur. Le malade se
détermina à prendre des Bains chauds
de Mer et à recevoir la douche également
chaude sur la partie. Ce médicament
produisit un effet merveilleux. Après
quinze jours, la tumeur diminua de la
moitié, et à la fin de la saison, elle
disparut, en ne laissant que la trace de
son existence. L'année suivante M. l'abbé
B....... eut recours aux mêmes moyens,
parce que la tumeur paraissait vouloir
revenir, et deux ans après il se trou-
vait très-bien. (*Guigou.*)

N° 6. *Rachitis.* — Mlle ***, de Marseille, âgée de 17 ans, née d'un père
fort et vigoureux et d'une mère d'un
tempérament délicat et d'un teint pâle,
avait une déviation très-marquée de la
colonne vertébrale, pouvant caractériser
ce qu'on appelle une *véritable bosse.*
D'après l'avis du médecin de la maison,
son père lui fit prendre des Bains de
Mer; et tous les jours il la conduisait

vers la pointe du Pharo, où elle se plongeait, en s'exposant à l'action immédiate
de la vague. On ne tarda pas à s'aper-
cevoir des bons effets de cette espèce de
douche, qui venait frapper horizontale-
ment la partie déformée. Cette demoiselle
s'était si bien aguerrie que lorsque la
mer était agitée, elle bravait les dangers pour s'exposer à l'action de la vague,
tellement elle en appréciait les bienfaits.
En persistant à prendre les Bains de
Mer à la lame, elle eut la satisfaction
de voir sa difformité disparaître entièrement, après le 42me bain. (*Robert.*)

Nº 7. *Ophtalmie.* — Je fus consulté
par un homme d'environ 42 ans, affecté
d'une ophtalmie chronique avec un suin-
tement journalier aux glandes des paupières. Les vaisseaux de la conjonctive
étaient injectés, gonflés et pour ainsi
dire fangeux ; la cornée commençait
d'être ulcérée.

J'ordonnai trois ou quatre saignées, à

des intervalles suffisans, et fis appliquer des exutoires à la nuque. Je prescrivis ensuite avec quelques autres moyens une livre d'Eau de Mer à boire tous les matins.

Le malade était sans fièvre et d'un extérieur robuste, et pouvait supporter sans incommodité une évacuation journalière. La fluxion diminua peu à peu, et le malade recouvra la santé par les moyens sus mentionnés.

Vers la fin de l'inflammation, on faisait tous les jours des frictions avec le chêne marin, sur les tempes, les paupières et le front, sans négliger des lotions d'Eau de Mer froides; ce qui fut continué long-temps après l'entière guérison. Depuis sept ans il n'y a pas eu de récidive, quoiqu'avant ce traitement, le moindre froid aggravât toujours l'état du malade.

(*Russell.*)

Nº 8. *Scrofule.* — La fille aînée d'un officier général, née d'un père robuste, mais

d'une mère dont le système lymphatique
présentait des signes frappans de débilité,
était parvenue à l'âge de cinq ans ayant
conservé la taille et les formes exiguës
qu'aurait présentées, à l'âge de deux ou
trois, le sujet le plus exigu et le plus faible.
La peau extrêmement fine présentait un
teint de lis et de roses; les cheveux étaient
extrêmement fins et blonds, les yeux
étaient tristes et le regard incertain; les
membres très-frêles et le ventre volumineux et bouffi; l'enfant était très-sujet au
dévoiement et contractait avec une faci-
lité singulière toutes les affections aiguës
qui appartenaient au caractère épidémi-
que des saisons; mais pour peu qu'on
se relâchât, il retombait dans sa débilité
antérieure. Les Bains de Mer et la boisson de la même eau, quoiqu'elle ne pût
pas être portée fort loin, ont produit des
des effets bien plus durables; et quoique
ces moyens n'aient pu être employés que
pendant deux saisons, l'enfant jouit au-

jourd'hui d'une santé solide et que rien ne dérange. (*M. Delpech, thèse de Monoyer.*)

N° 9. *Tumeurs et Ulcères scrofuleux.* — Une jeune demoiselle d'une naissance distinguée, à peine âgée de 16 ans, portait au sein, derrière les oreilles et sur différentes parties du cou, des tumeurs scrofuleuses, dures, et qui la tourmentaient d'autant plus, qu'elles étaient sans cesse renaissantes, et que tous les remèdes employés l'étaient infructueusement. Ces tumeurs se développaient, croissaient et suppuraient, et à peine, après bien long-temps, commençaient-elles à cicatriser, qu'on en voyait de nouvelles naître, croître et suivre la même marche.

Dans cet état, cette maladie avait exercé pendant long-temps la patience des médecins et des chirurgiens les plus instruits, qui avaient eu recours, en vain, à toute sorte de remèdes. Le calomel et différentes autres préparations

mercurielles, l'éponge brûlée, la cora-
line, l'eau de chaux, les infusions de
différens végétaux, n'avaient rien changé
à son état. C'est alors que nous convîn-
mes avec le premier chirurgien du Roi
d'avoir recours à un nouveau mode de
traitement. Nous lui fîmes prendre tous
les matins un Bain de Mer. Elle buvait
chaque jour de l'Eau de Mer, quantité
suffisante pour la purger deux à trois
fois. On fomentait souvent les ulcères et
les glandes endurcies avec la même eau
chaude.

A peine ce traitement eut-il été continué pendant deux mois, que les ulcères
furent cicatrisés , et la disparition graduée des tumeurs annonçait à cette
jeune personne son prochain rétablis-
sement. Retournée à la ville pendant
l'hiver, elle continua à boire tous les
jours de l'Eau de Mer et à faire des
lotions avec la même eau tiède, avec
tant d'avantage, que sa santé se rétablit

parfaitement , sans crainte de récidive.
(*Édouard Wilmot* , *dans Russell.*)

No 10. *Gonflement de l'articulation du genou.* — Un homme de 40 ans portait à chaque genou quatre tumeurs scrofuleuses , dures et étendues. La même affection humorale s'était portée sur le carpe droit ; on avait eu recours à la salivation qui n'avait été d'aucune utilité. Étant venu me consulter, je lui fis prendre, pendant quatre mois, sans interruption, une livre d'Eau de Mer. Lorsque les tumeurs commencèrent à diminuer, je lui conseillai le Bain d'Eau de Mer froid, et il retourna chez lui bien portant. (*Russell.*)

No 11. *Gonflement scrofuleux du genou.* — Je fus consulté par un malade qui portait une énorme tumeur à l'articulation du genou , et qui avait résisté à tous les moyens qu'on emploie ordinairement en pareil cas : son extérieur

était robuste et il avait de l'embonpoint;
et quoique la grosseur et l'empâtement du
genou l'empêchassent, depuis huit mois,
de se livrer à ses occupations ordinaires,
la douleur était légère. Je lui fis faire une
saignée du bras, et après l'avoir fait
vomir, je le mis à l'usage de l'Eau de
Mer, dont il buvait une livre tous les
matins. Lorsque la tumeur commença à
diminuer, il prit le bain d'eau de mer
froid, et pour corroborer la partie malade, on fit de légères frictions avec le
chêne marin. Par ces moyens, la tumeur disparut complètement, et le malade put bientôt marcher sans la moindre gêne. (*Russell.*)

N° 12. *Tumeur blanche du genou
gauche.* — Un jeune tonnelier avait de-
meuré long-temps à l'hôpital St-Éloi de
Montpellier, avec une tumeur blanche
du genou droit, lorsqu'il se rendit à
Cette, afin d'y faire usage de l'Eau de
Mer. La tuméfaction de l'articulation

était considérable, la douleur très-vive, et le pouls conservait une fréquence inquiétante. Ce ne fut qu'avec la plus grande réserve qu'on permit des bains rares et de peu de durée. Encouragé par les premiers succès, M. Delpech multiplia les bains et permit l'Eau de Mer en boisson, et il ne tarda pas à se louer de cette différence dans l'administration du remède. Le malade en usa pendant deux saisons de suite, et il fut parfaitement guéri ; il est même remarquable qu'il n'y a point d'ankylose, et que les mouvemens sont très-peu gênés. (*M. Delpech, thèse de Monoyer.*)

N° 13. *Carie du pied, phthisie.* — Un enfant de 13 ans, grand et fluet, provenant de parens extrêmement chétifs et misérables, ayant un frère et une sœur évidemment scrofuleux, éprouvait lui-même, depuis plus de deux ans, une affection grave du pied droit, consistant dans une carie du calcanéum, une né-

crose des deux phalanges du gros orteil
et des ulcérations correspondantes. Depuis plus long-temps encore il éprouvait
une toux fréquente et très-incommode,
accompagnée d'oppression, de douleurs
vagues et fréquentes aux épaules et sous
l'un et l'autre sein, et de fièvre hectique.
La toux avait été sèche pendant les six
premiers mois ; elle amena ensuite des
crachats de mucosité transparente et
mêlée de sang, et successivement de
matières puriformes. Je désespérais avec
raison du salut de cet enfant ; mais
obsédé par les parens, surtout à cause
des douleurs intolérables qu'il avait au
pied, je voulu essayer ce que-pourraient
faire les Bains de Mer. Dès les dix premiers bains, la toux, l'expectoration et
la fièvre avaient singulièrement diminué.
Encouragé par cet amendement, je permis la boisson de l'Eau de Mer, et l'état
du malade s'améliora encore. A la fin de
la saison, il avait repris de l'appétit et

des chairs ; la fièvre était très-obscure ;
les nicroses du pied étaient tombées et
les ulcérations cicatrisées. Cet état se
maintint pendant cinq mois de suite ;
mais à la suite d'un hiver rigoureux, les
symptômes de la phthisie reprirent leur
intensité première, et le malade mourut
le printemps suivant. (*M. Delpech*,
thèse de Monoyer.)

N° 14. *Maladie de Pott.*— Un enfant
de six ans, petit et provenant de parens
évidemment scrofuleux, avait éprouvé
une coqueluche très-prolongée. Vers la
fin de cette maladie, on s'aperçut qu'il
marchait de mauvaise grace , et qu'il
tombait fréquemment. On découvrit en
même temps une tuméfaction très-con-
sidérable et qui couvrait toute la fesse et
la hanche gauches. Lorsque cet enfant
nous fut présenté, nous constatâmes par
le rapport des parens qu'il avait la fièvre
lente depuis plus de six mois ; que la
tumeur de la hanche était fluctuante ; elle

nous parut contenir une masse de pus qui ne pouvait pas avoir été formé dans cette même région , car il n'existait aucune trace d'un travail inflammatoire intérieur. Nous examinâmes l'épine, et nous trouvâmes à la région lombaire une saillie remarquable formée par trois apophyses épineuses. Le malade a été parfaitement guéri après avoir fait usage des Eaux de la Mer pendant trois saisons de suite. (*Ibid.*)

N° 15. *Asthme.* — M. Weigt, négociant, âgé de 44 ans, était tourmenté par de violens accès d'asthme, dont un fut si terrible que je fus obligé de le saigner largement pour l'empêcher d'être suffoqué. Les accès qui revenaient souvent malgré les vésicatoires, l'opium et l'éther , furent entièrement détruits par le long usage des Bains d'Eau de Mer. (*Guigou.*)

N° 16. *Manie.* — M^e ★★★, marchande

de modes à Madrid, eut pendant la nuit une si violente affection d'ame, que le lendemain elle éprouva tous les symptômes d'une affection mentale des plus intenses. Appelé pour lui donner des soins, je la trouvai dans une excitation très-forte, tant des facultés morales que physiques. Il fallait plusieurs personnes pour s'en rendre maître: elle disait, avec des vociférations, les choses les plus extravagantes. Tous les moyens usités en pareil cas furent administrés avec soin et sans le moindre succès. Après quatre mois de traitement, la malade était toujours dans le même état. Je conseillai alors à son mari de lui faire prendre les Bains de Mer, qui la conduisit, non sans peine, à cause des folies qu'elle faisait en route, sur les bords de l'Océan, près Bayonne. D'après mes instructions, elle fut plongée nue tous les jours dans la mer à la marée montante, et soutenue de manière à être soulevée par les flots

et frappée par les vagues , en lui laissant
craindre à chaque instant d'être submer-
gée. Après un mois environ de ces Bains
de Mer , elle s'en trouva si bien qu'elle
entreprit avec son mari le voyage de
Paris. Elle revint, quelque temps après ,
à Madrid , où tout le monde l'a vue tra-
vailler dans son magasin comme auparavant , et entièrement remise de sa maladie. (*Boquis , thèse de Monoyer.*)

Nº 17. *Dispermatisme.* — M. M ***
portait un écoulement lymphatique depuis six ans ; les injections les plus ap-
propriées avaient toujours échoué pour
la guérison de cette maladie. L'usage de
quinze Bains frais de la Mer ont entièrement supprimé cet écoulement. (*Guigou.*)

Nº 18. *Nyctalopie.* —Mlle P***, âgée
de 8 ans, appartenait à une famille dont
deux enfans étaient morts scrofuleux. Une
nyctalopie survint avec une sensibilité de
la rétine tellement grande qu'elle ne pou-

vait rester que dans un appartement entièrement clos. J'employai les feuilles de
belladona mises en poudre, d'abord à la
dose d'un grain et que je poussai ensuite
jusqu'à dix, en augmentant chaque jour
d'un grain. Elle diminua la sensibilité de
la rétine assez promptement pour per-
mettre à l'enfant de voir un peu le jour,
ce qu'aucun autre remède n'avait pu
procurer. Enfin, quelques Bains d'Eau
de Mer un peu mitigée, quand l'enfant
put sortir, achevèrent la cure. Tous les
ans au printemps, la maladie reparais-
sant avec plus ou moins d'énergie, la
belladona a été employée avec succès
pour diminuer la sensibilité de la rétine,
et les Bains de Mer pour détruire la
cause scrofuleuse et empêcher la récidive.
Après plusieurs saisons, je suis enfin
parvenu à consolider cette cure.

(Guigou.)

Nº 19. *Rhumatisme chronique.* — Un
capitaine de vaisseau ayant beaucoup

d'embonpoint, était tourmenté depuis plusieurs années de paroxismes ou accès de goutte et de rhumatisme scorbutique ; et il avait les articulations extrèmement roides, gonflées et douloureuses. Les membres inférieurs étaient tellement tuméfiés, que le malade pouvait à peine marcher en se traînant. Je lui fis prendre tous les jours l'Eau de Mer. Par son usage, l'empâtement des articulations diminua, et il guérit parfaitement.

(*Russell.*)

N° 20. *Avortement.* — Mme Diss.... avait mis en usage la saignée, le repos et les astringens. Tous ces moyens n'empêchaient point l'avortement, qui survenait à l'époque de trois à cinq mois. Enfin, je lui conseillai les fomentations d'eau de mauve sur le ventre, et les injections d'Eau de Mer dans le vagin. Cette fois là, elle conduisit sa grossesse à son terme naturel, et accoucha heureusement d'une fille qui a maintenant environ treize ans.

Mme Bramb.... était déjà avortée trois fois lorsque, par le moyen de la douche et des fomentations ci-dessus, elle porta sa grossesse jusqu'au terme de neuf mois.

(*Guigou.*)

N° 21. *Abcès du foie.* — Un cocher très-robuste, après une hépatite aiguë, eut un abcès à la partie concave du foie, qui, après avoir contracté sans doute adhérence avec la partie transverse du colon, se vida par les selles. Le malade paraissait rétabli ; mais tous les jours, quatre à cinq heures après son repas, il éprouvait un mouvement de colique immédiatement suivi d'une évacuation purulente. Une petite fièvre qui se renouvelait le soir avec un léger frisson, accompagnait cet état. On lui fit prendre une douche ascendante d'Eau de Mer simplement chaude. En huit ou dix jours l'évacuation purulente se tarit, et la fièvre cessa. (*Guigou.*)

N° 22. *Goître.* — Mme Salvi (Mége),
d'un tempérament mou et phlegmatique,
me consulta pour une tumeur qu'elle
avait au cou et qui occupait la glande
thyroïde. Cette tumeur avait acquis peu
à peu et insensiblement un volume assez
grand; elle descendait jusque vers le
sternum. Cette dame avait eu, deux ans
auparavant, un accouchement contre nature et dont les suites la mirent dans le
danger de perdre la vie. Pour faire disparaître cette tumeur lymphatique, je
fis administrer à la malade tous les fondans et résolutifs, tant à l'intérieur que
topiques, qui me parurent les mieux
appropriés. Après plus d'un an de leur
usage, sans obtenir le moindre succès,
je proposai à la malade l'Eau de Mer.
La malade en but pendant 40 jours, et
ce seul moyen, joint à un sachet d'hydrochlorate d'ammoniaque en forme de
collier, qu'elle portait nuit et jour, la
guérirent promptement, de manière

qu'il n'est resté aucun vestige de sa maladie. (*Boquis* , *thèse de Monoyer*.)

No 23. *Goître*. — Quelque temps après, le fils de M. Reybaud des Arcs, âgé de 6 ans, me fut présenté. Il avait un engorgement de la glande thyroïde, mais beaucoup moins considérable que le précédent. La boisson d'Eau de Mer que je lui prescrivis, pendant environ un mois, et un collier avec le muriate de soude, le guérirent également. (*Ibid.*)

No 24. *Action de l'Atmosphère maritime*. — M. P***, anglais d'origine, maintenant fixé à Paris, s'étant livré à des excès de tout genre pendant sa jeunesse, était presque toujours valétudinaire pendant qu'il restait à Londres. Il présentait tous les symptômes propres à indiquer une lésion grave des organes digestifs : pesanteur de tête et migraines presque habituelles, diminution de l'appétit, digestions lentes , pénibles et accompagnées d'éructations fétides ; constipations opiniâtres ou dévoiement plus ou moins prolongé : sommeil fréquemment interrompu, lassitudes des membres et aversion marquée pour toute espèce d'exercice actif. Si nous ajoutons qu'au moral le malade était sans cesse obsédé par les idées les plus mélancoliques, nous aurons présenté le tableau raccourci de cette redoutable affection particulière aux Anglais, connue sous le nom de *spleen*. Cependant, quelle que fût leur gravité apparente, tous ces accidens disparaissaient, pour ainsi dire, à volonté, après quelque temps de séjour à Dublin, ville maritime, où M. P*** faisait des voyages assez fréquens. (*Mourgué.*)

N° 25. *Goutte guérie par le séjour à Brigthon.* — M. L***, habitant de Londres, est sujet à la goutte depuis plusieurs années. Dans le mois de septembre 1812, il fut pris d'un paroxisme de cette maladie ; l'accès n'était pas encore parvenu à son apogée, lorsque le malade se vit

forcé de faire un voyage de cinq milles.
Il prit vainement , pendant la route ,
toutes les précautions pour se garantir de
l'air extérieur et du froid ; peu d'heures
après son retour, il survint une douleur
vive du rectum suivie de strangurie, laquelle dégénéra bientôt en catarre de
la vessie. La violence des symptômes
ayant diminué après quelques mois , il
se rendit à Brigthon : le changement
d'air *seul* , et *sans le concours d'aucun
autre moyen* , procura un changement
remarquable dans l'espace de trente
jours. A cette époque , le malade revint
à Londres ; mais trois jours après son
arrivée , les symptômes de goutte repa-
rurent, se compliquant de la même affection douloureuse du rectum. M. L***
visita de nouveau Brigthon , et cette
fois une plus longue résidence guérit sa
maladie sans retour. (*Ibid.*)

N° 26. *Paralysie.* — M. de Breville,
chef d'escadron , commandant la Gen-

darmerie du Pas-de-Calais, âgé de
47 ans, était doué d'une bonne constitution lorsqu'il commença sa carrière militaire, à l'âge de 14 ans : les fatigues
inséparables de cette profession n'eu-
rent pour lui aucunes suites fâcheuses
jusqu'à la 28ᵉ année de sa vie, époque
à laquelle il fut atteint d'une fièvre intermittente qui, après trois ans de durée,
dégénéra en un *asthme humide*. M. de
Breville se maria à 43 ans, et éprouva
bientôt après une fièvre catarrale,
dont la cause était due à des chagrins
domestiques. On soumit le malade à
divers traitemens; mais la faiblesse augmentant de jour en jour, particulièrement dans les muscles du bras et des
jambes, on commença à craindre une
paralysie générale. C'est dans cet état
que M. Roussel, médecin en chef de
l'Hôtel-Dieu de Rouen, conseilla l'usage
du bain à la lame. A son arrivée à Dieppe,
le malade éprouvait, rapporte-t-on, les

symptômes suivans : accès de fièvre ir-
réguliers , perte d'appétit , respiration
difficile , sueurs presque continuelles ,
céphalalgie , facies *apoplectique* , dé-
cubitus en supination , impossibilité de
se coucher sur l'un ou l'autre côté et
de se tenir debout sans secours étranger.

M. de Breville prit le premier bain à
la lame, soutenue par deux guides, et n'y
resta que quatre minutes ; il éprouva du
mieux dans le courant de la journée et
les jours suivans. Les forces se rétabli-
rent, et, après le soixantième bain , le
malade se promenait dans la ville , *la
canne sous le bras*. (*Ibid.*)

N° 27. *Affection vermineuse.* — Un
matelot qui depuis huit mois vomissait
des vers larges et ronds (strongles),
présentait les symptômes suivans : mai-
greur extrême, figure défaite, air triste
et abattu, sommeil interrompu par des

rêves sinistres , douleur fixe à l'estomac, le vomissement était précédé par
une espèce de chatouillement d'estomac
et ne venait qu'irrégulièrement. Je lui
fis prendre trois bols composés avec le
mercure doux, la résine de jalap , le
semen–contra, le quinquina, le sel d'ab-
sinthe et la rhubarbe ; il prit pareille
dose du même remède à dix heures et à
deux heures après midi ; il continua
ainsi pendant trois jours , au bout des-
quels le malade vomit encore deux vers
vivans, semblables à ceux qu'il avait ren-
dus jusqu'alors. Je pris les deux vers ,
j'en mis un dans l'huile de noix , où
j'avais fait infuser les remèdes que contiennent les bols ci-dessus ; le vers vecut
environ trois heures, et creva sans beaucoup se remuer ; je mis l'autre dans une
chopine d'eau de mer où il creva en peu
de temps , après beaucoup d'agitation.
Cette expérience me fit ouvrir les yeux,
et quoique incertain si je devais attribuer

la mort prompte de ce dernier à l'eau de mer, ou à ce qu'il pouvait être plus faible que l'autre, je me déterminai à faire faire usage au malade de l'Eau de Mer, persuadé que si elle ne lui était pas avantageuse, du moins elle ne lui nuirait pas. Je continuai donc les bols ci-dessus qui le faisaient aller à la selle trois fois par jour et sans évacuation de vers, et lui donnai, par-dessus chaque prise, un bon verre d'Eau de Mer. Il fut ce jour-là quatre fois à la selle ; savoir : la première à la poulaine, c'est-à-dire, sur des cordes tressées devant le bâtiment, et où les excrémens tombent à la mer ; il remarqua qu'il rendit plusieurs vers et vint me le dire ; je lui dis que s'il avait envie d'aller, qu'il fît dans une gamelle, afin de voir ses déjections ; ce qu'il fit. Je remarquai qu'il avait rendu quinze à vingt vers, dont deux avaient environ sept pouces de long, et tous morts. Je réitérai le lendemain le même remède : le malade , par une envie extrême de guérir , but plusieurs verres d'Eau de Mer, ce qui lui chargea l'estomac et lui fit vomir cinq vers morts. Il prit ses deux autres prises de bols , et but un gobelet d'Eau de Mer après chaque prise ; il fut trois fois à la selle sans rendre de vers. Se trouvant tout-à-fait soulagé , il fut purgé trois jours après , avec une médecine ordinaire , et recouvra , en moins de deux mois , la santé la plus parfaite. (*Ancien Journal de Médecine* , t. XLI , pag. 250.)

J'aurais pu donner ici un plus grand nombre d'observations , et surtout enrichir mon Manuel de celles que j'ai recueillies moi-même à Marseille ; mais j'ai préféré , pour le moment , invoquer l'autorité de plusieurs Médecins d'une haute réputation , et dont les ouvrages ayant une date plus ou moins ancienne ,

ne paraîtront pas, sans doute, avoir
été soumis à l'empire de la nouveauté et
de la mode, auquel on pourrait peut-
être m'accuser d'avoir voulu sacrifier.
J'espère, au reste, être bientôt dans le
cas de les consigner dans une seconde
édition de ce Manuel, où j'aurai encore
l'avantage de rapporter plusieurs faits
très-intéressans de la pratique de M. le
professeur Delpech, ainsi qu'on en peut
juger par le fragment de la lettre qu'il
m'a fait l'honneur de m'écrire le 25
juin 1827, et qui porte textuellement :
« J'ai beaucoup de faits importans sur
« l'action médicale des Bains de Mer ;
« mais il me faudrait beaucoup de temps
« pour les rédiger ; et vous paraissez
« pressé de publier votre ouvrage que,
« dans l'intérêt du public, je serais fâché
« de retarder ; moi - même je suis en-
« gagé dans un grand travail qui absorbe
« tous mes momens. »

FIN.

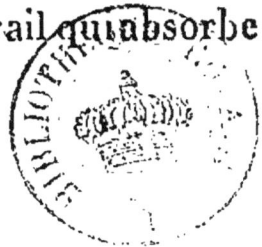

TABLE

DES CHAPITRES.

CHAPITRE XIV.

CHAPITRE XV.

CHAPITRE XVI.

CHAPITRE XVII.

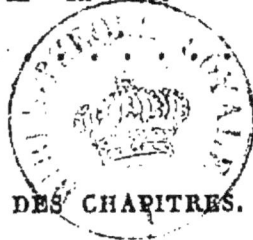

FIN DE LA TABLE DES CHAPITRES.